기적의 숫자 리딩

La terapia de los números

하루 10분,
읽기만 해도
인생이
바뀌는

Autoprogramación
diaria

기적의 숫자 리딩

La terapia de los números

차서신호체계
연구소

ChaSeo Rules Institute
(*Cha* 次: orden, *Seo* 序:
secuencia)

Autoconocimiento

DIANA

AUTOPROGRAMACIÓN DIARIA

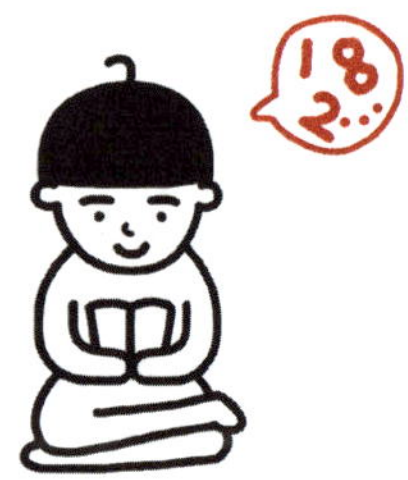

0
EL SECRETO DE LA LECTURA DE NÚMEROS

¿De verdad algo tan sencillo como leer números nos puede ayudar a mejorar y recuperar la salud?

숫자 리딩의 비밀,
정말 숫자만 읽어도
바뀔 수 있을까?

'20'11'168
3094924
5'2037'23

뛰어난 오감을 만드는 패턴이 있다면?

¿Y si existiera un sistema para potenciar los cinco sentidos?

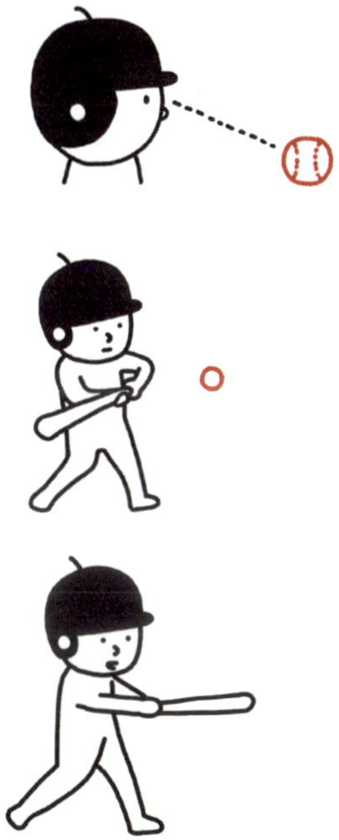

Podemos mejorar la potencia, la precisión y los límites de todos nuestros sentidos, hasta del menos desarrollado. Pensemos por ejemplo en un jugador de béisbol: en comparación con alguien que no lo es, necesitará tener una vista perfecta para acertarle a la pelota con el bate. De manera parecida, un buen vendedor debería ser capaz de intuir lo que desean los clientes a partir de su tono de voz y sus expresiones faciales. Y un buen cocinero precisará un sentido del gusto particularmente desarrollado, pues solo así podrá percibir las pequeñas variaciones de sabor. En consecuencia, si bien solemos pensar en los cinco sentidos como una parte inherente de nuestra condición humana, lo cierto es que se desarrollan de manera muy distinta en cada individuo a causa de las influencias ambientales y los factores genéticos.

La información que reciben los cinco sentidos se transmite a las áreas asociativas del cerebro, y estas influyen directamente en nuestro pensamiento consciente. Por ejemplo, las imágenes que perciben nuestros ojos pasan a través del nervio óptico y se envían al cerebro, donde serán procesadas e influirán en nuestras opiniones y acciones.

El cerebro posee una cantidad inmensa de nervios capaces de procesar la información procedente de los sentidos. La estructura de esos haces de fibras nerviosas no es estable, sino que se encuentra en un proceso constante de creación, destrucción y reconstrucción. El mapa de las conexiones neuronales del cerebro humano, denominado *conectoma*, varía significativamente en función de las actividades que realizamos y de la calidad de vida.

El aspecto que más nos interesa tener en cuenta es que podemos revitalizar determinadas zonas del conectoma reproduciendo ciertos estímulos mediante el uso de «patrones específicos». Si recurrimos a dichas configuraciones, podemos aumentar la capacidad del cerebro para almacenar y procesar información mediante la reflexión, el análisis y la interpretación.

Dicho de otro modo, el aprendizaje sistemático de patrones específicos no solo desarrolla el cerebro, sino que también tiene efectos positivos en el sistema nervioso, los niveles hormonales y casi todos los procesos fisiológicos.

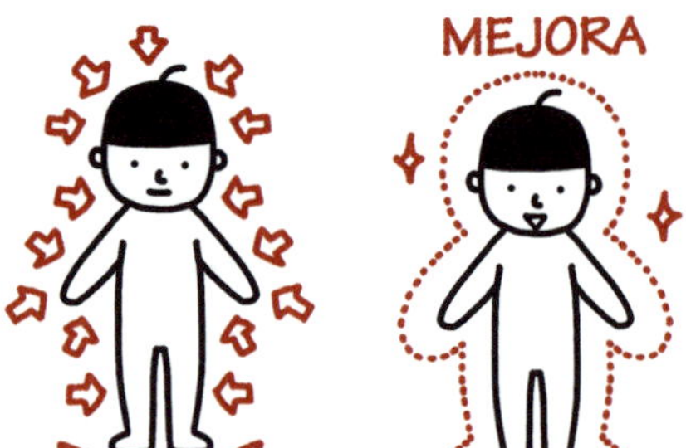

오감(五感)이 오장육부를 움직인다

La influencia de los cinco sentidos en los órganos internos

Los cinco sentidos no solo son esenciales para la supervivencia, sino que también actúan como una puerta que nos permite comunicarnos con el entorno. A través de esa puerta recogemos información en cinco formas básicas (vista, oído, olfato, gusto y tacto). La personalidad y el estado mental de cada persona influyen enormemente tanto en el proceso de recogida de información como en la precisión de los sentidos. Eso significa que, en buena medida, la forma en que percibimos el mundo es un reflejo de nuestras emociones y de nuestra predisposición. Y teniendo en cuenta que las emociones y la personalidad de cada individuo son únicas, no hay dos personas que interpreten de manera idéntica, por ejemplo, un sonido. Tus sentidos y percepciones son exclusivos y no se parecen a los de nadie más.

Los cinco sentidos están estrechamente relacionados con el estado emocional. Por ejemplo, la exposición repetida a un sonido tiene un efecto negativo sobre las emociones y nos puede poner nerviosos o de mal humor. Por el contrario, escuchar una pieza musical hermosa puede mejorar el estado de ánimo y reducir el número de errores en el trabajo. Además, cuando un individuo está tranquilo, los demás tienden a considerarlo más fiable y concienzudo. Y cuando estamos tristes, escuchar una canción alegre nos ayudará a sentirnos mejor.

Nuestro cuerpo posee un sistema nervioso autónomo que controla buena parte del organismo sin necesidad de nuestra intervención. Los órganos internos (el corazón, el hígado, el bazo, los pulmones y los riñones), que según el modelo arquetípico denominamos «las cinco vísceras», se comunican entre sí enviando y recibiendo señales. Comparado con las funciones conscientes, el buen funcionamiento de estos órganos depende enormemente de nuestro estado emocional. Por ejemplo, la exposición a una situación estresante se refleja de manera casi inmediata en el pulso, la secreción de hormonas y el funcionamiento intestinal, entre otras reacciones fisiológicas.

Por tanto, el entorno que construye nuestra mente cobra forma en el cuerpo, pero ¿cómo nos afecta? ¿Qué órganos del cuerpo son susceptibles de mejorar o empeorar?

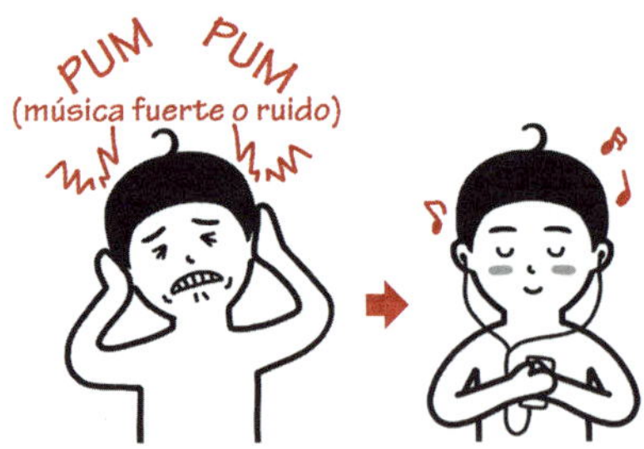

삐뚤어진 오감 회로가 병을 만든다

El desajuste de los circuitos sensoriales provoca enfermedades

Los pensamientos y las decisiones que guían nuestro comportamiento se originan en la información sensorial que reciben los circuitos neuronales, y la manera en que procesemos esa información tendrá un beneficio directo sobre nuestras acciones. Cuando los sentidos, los pensamientos, las decisiones y los actos se encuentran en sintonía, es decir, cuando los circuitos por los que circulan las señales de los cinco sentidos funcionan armónicamente, el sistema se considera sano. Sin embargo, cuando el organismo empieza a aprender un nuevo comportamiento, se alteran las formas habituales de funcionamiento de los circuitos neuronales. Cada vez que los órganos internos y el sistema nervioso sufren la exposición al miedo, a los estereotipos negativos o a los prejuicios, experimentan efectos nocivos.

Si algo te produce una sensación desagradable, esa impresión negativa generará pensamientos y comportamientos distorsionados, es decir, «hábitos desordenados de los cinco sentidos». Este fenómeno crea un bucle de retroalimentación negativa que se propaga por todo el organismo, y con el tiempo puede provocar un deterioro generalizado de la salud en forma de enfermedad o sufrimiento.

Así pues, ¿cómo devolvemos la salud a los circuitos de los cinco sentidos? ¿Hay algún modo de corregir los fallos en los circuitos de información de nuestro cuerpo para que nuestros sentimientos, pensamientos, análisis y conducta vuelvan a funcionar en armonía?

원숭이 실험,
'숫자 리딩'을 이루는 코드의 비밀

El experimento del mono: el secreto del código en el que se basa la lectura de números

Un equipo de investigación dirigido por el profesor Mushiake Hazimae, de la Escuela de Medicina de la Universidad de Tohoku, ha publicado un estudio que deja patente cómo distintas partes del cerebro y grupos de neuronas reaccionan de manera diferente ante los distintos números.

El grupo llevó a cabo un estudio en torno a la capacidad de aprendizaje de los monos y los mecanismos subyacentes al proceso de instrucción. Enseñaron a los monos a estudiar números y observaron de qué modo estos dígitos afectaban a los sensores de su cerebro. Durante el entrenamiento, los investigadores detectaron la existencia de una relación estrecha entre ciertas neuronas, los números y sus frecuencias. Por ejemplo, cuando exponían a los mo-

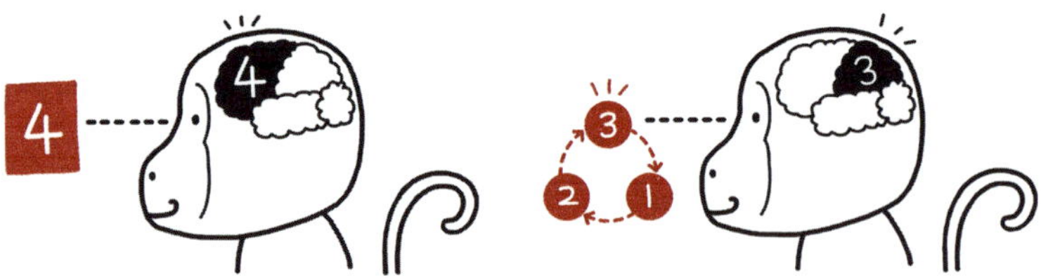

Cómo reacciona el cerebro del mono frente a los números.

nos al número 4, una sección específica de los cerebros se iluminaba y un grupo concreto de células cerebrales se activaba a la tercera repetición de una actividad determinada.

Por si fuera poco, descubrieron que ciertas neuronas reaccionaban con especial intensidad al número cero.

La investigación demuestra que el sistema nervioso es susceptible de ser estimulado de manera que produzca distintas reacciones a los diversos «sistemas de conciencia creados por los números». También señala que el número cero posee un significado especial, básico e instintivo, no solo para los seres humanos, sino también para los primates, que carecen de lenguaje complejo. Y prueba que los seres humanos se entienden a sí mismos y también el mundo a través de los números, al tiempo que atestigua la enorme influencia del sistema numérico en la conciencia humana.

12개의 숫자가 보여주는 생체 파동

Los doce números que manifiestan el flujo de señales en el cuerpo

Igual que existe un centro de mando que controla la totalidad del sistema nervioso, cada uno de los sistemas del organismo cuenta con su propio centro de control. Y esos centros transmiten y reciben información a través de la red de meridianos, que son canales por los que circula otro tipo de energía vital. Así, los distintos centros del cuerpo se influyen mutuamente, y el «código numérico» (coeficiente medio de armonía sistémica entre meridianos) tiene la capacidad de captar en su origen las posibles distorsiones provocadas por una situación o unas circunstancias concretas, antes de que el problema empeore.

Los códigos numéricos son la base sobre la que se asienta la medicina oriental y también, últimamente, las teorías emergentes del conectoma cerebral en los ámbitos de la neurología y la epigenética. La imagen de la página [27] ofrece una representación visual del código digital y de la forma que tiene la onda de la señal surgida del cuerpo como respuesta a este. La ideamos en el momento en que llegamos a comprender a fondo el fenómeno. (Nos sentimos orgullosos de que nuestro instituto fuera seguramente el primero en llevar a cabo este descubrimiento.)

La música que escuchamos y los vídeos que vemos se componen de series de señales concretas, con incontables combinaciones de ondas y réplicas. Los circuitos de los cinco sentidos se pueden restaurar mediante conjuntos de señales sistemáticamente compiladas y combinadas, y estos conjuntos pueden reparar también las distorsiones en la información.

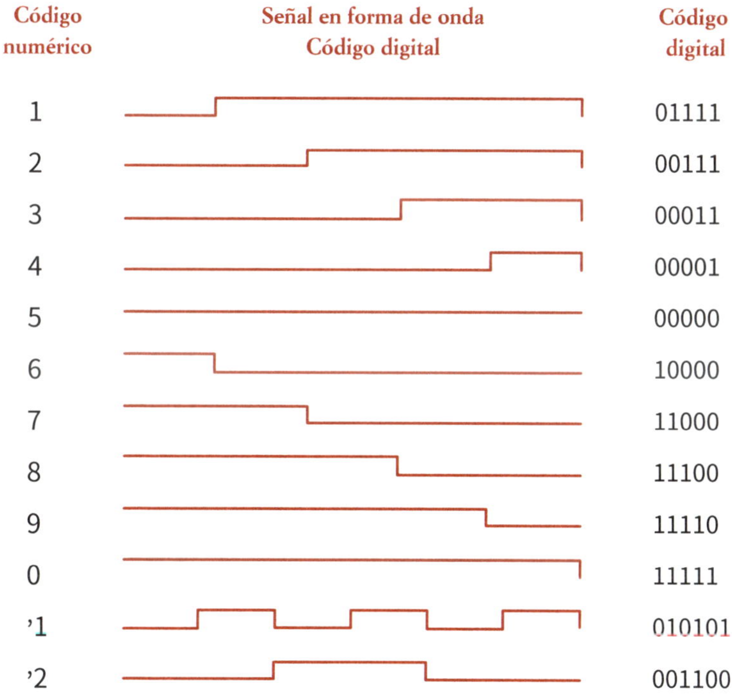

El flujo de señales corporales y los códigos numéricos vistos por un aparato de activación previo al mecanismo bioquímico.

우리가 모르는 사이에 일어나는 변화

Desencadenar el cambio en aspectos que desconocemos

Cuando queremos conseguir un cambio, tendemos a centrarnos en los aspectos estructurales y funcionales del cuerpo. Por ejemplo, las personas que sufren insomnio cambiarán de almohada, buscarán un colchón nuevo o tomarán medicamentos para dormir. Las que intentan adelgazar recurrirán al ejercicio o reducirán la ingesta de alimento. Sin embargo, cuando intervenimos directamente, el organismo intenta resistirse al cambio y se opone con la misma intensidad. Sucede así porque el cuerpo humano tiende de manera natural a limitar las transformaciones que experimenta. Si uno hace demasiado ejercicio o sigue una dieta excesivamente restrictiva, se topará con las resistencias naturales del organismo.

Como alternativa, y para anular esa resistencia natural, pode-

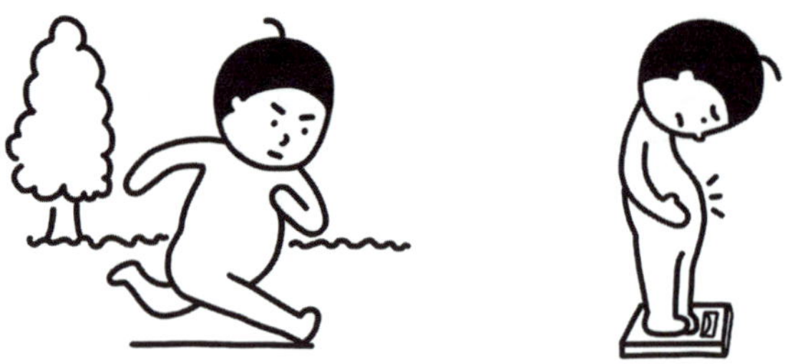

mos reorganizar los circuitos cognitivos mediante la lectura repetitiva de secuencias numéricas.

A través de la lectura repetitiva de secuencias numéricas relevantes podemos reorganizar los circuitos cognitivos del organismo. La lectura de números no se conecta directamente con una parte concreta del cuerpo ni con estados funcionales del cuerpo. Por ejemplo, las personas que sufren trastornos del sueño pueden volver a enseñar a su organismo el acto instintivo de dormir profundamente. Por lo general, es preferible abordar los trastornos del sueño tratando las reacciones del cuerpo al acto de dormir en lugar de luchar contra el insomnio o intentar mejorar el propio estado mientras uno duerme.

Paradójicamente, si queremos acabar con el insomnio, lo más eficaz es no luchar contra él. Enseñar al cuerpo a dormir bien es importante, pero a menudo, cuanto más nos esforzamos en eliminar aquello que nos molesta, más se agrava, lo que da lugar a la información distorsionada del insomnio.

La clave para un buen descanso nocturno es enseñar al cuerpo a controlar las señales que envía y recibe. Los beneficios de la lectura de secuencias numéricas se notan con rapidez y son muy superiores a cualquier otro método para resolver el problema. Por ejem-

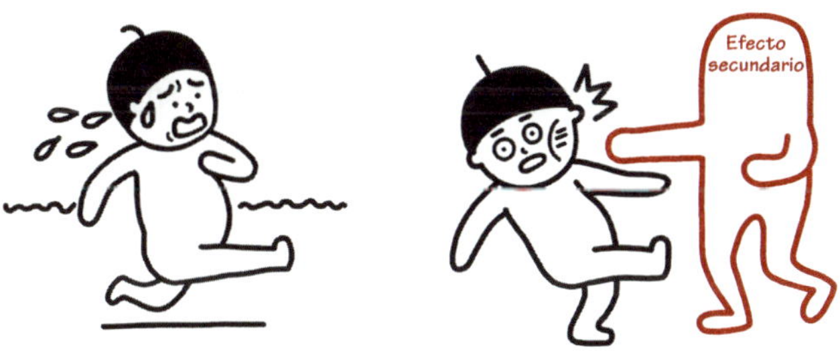

plo, cuanto más ejercicio hacemos, más entrenamiento necesitamos para obtener los mismos resultados. Cuantos más medicamentos tomamos, menos efecto nos hacen y más tenemos que aumentar la dosis. Pero la lectura de números, a diferencia del ejercicio o los medicamentos, se torna más eficaz a medida que el cuerpo se acostumbra. Según vayamos leyendo más secuencias numéricas, más importantes e intensos serán los beneficios.

Aprender el estado de señalización corporal que nos ayuda a dormir bien es el mejor remedio contra el insomnio. Cuando te acostumbras a la lectura de números, los beneficios se amplifican, algo muy distinto a lo que sucede con otras medidas que puedas tomar para mejorar la salud. En el caso del ejercicio o de los medicamentos, tenemos que aumentar la intensidad o la dosis conforme el cuerpo se va acostumbrando, mientras que la eficacia de la lectura de números aumenta de manera manifiesta a medida que el organismo se adapta al proceso.

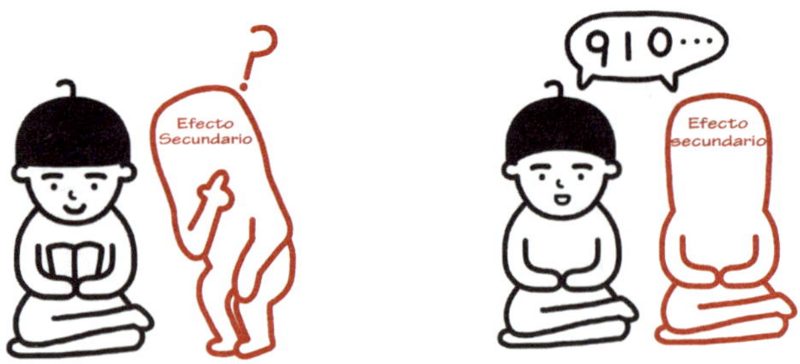

수면 디톡스부터 뷰티까지 숫자 리딩의 효과

Los beneficios de la lectura de números: desde una cura de sueño hasta un tratamiento de belleza

Los expertos en esta investigación médica emergente y los profesionales de la medicina oriental han creado «recetas numéricas» a partir de los resultados de veinte años de investigación. Los hallazgos se han ordenado en ciclos de treinta días para comodidad del lector. Si trabajas una página cada día, irás construyendo la red neurológica que necesitas para disfrutar de los beneficios que posee un determinado código numérico.

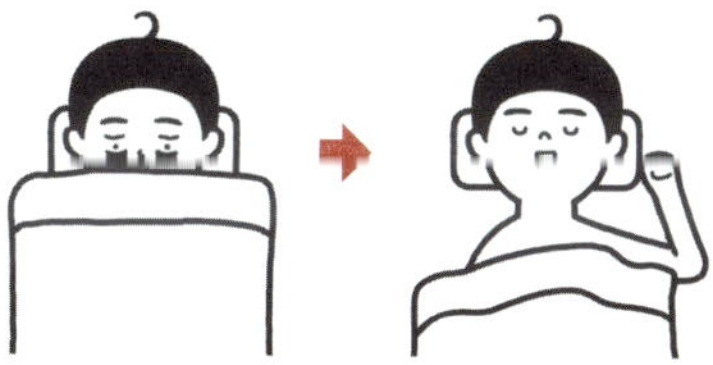

Levantarse cansado. El insomnio está provocado por la incapacidad del cerebro para regular adecuadamente los niveles de neurotransmisores, lo que se traduce en un estado de alerta excesivo. El problema radica en la comunicación entre el hipotálamo y los cuerpos reticulados del cerebro.

La secuencia numérica para un sueño profundo estabiliza el sistema de sueño-vigilia y elimina los obstáculos que te impiden dormir.

Estrés. Cuando uno está demasiado tenso y estresado, se acumula un exceso de hormonas en el cerebro. Esto estimula de manera continuada el sistema nervioso simpático, lo cual aumenta la sensibilidad del organismo y genera una retroalimentación negativa que nos lleva a estar estresados incluso ante problemas insignificantes.

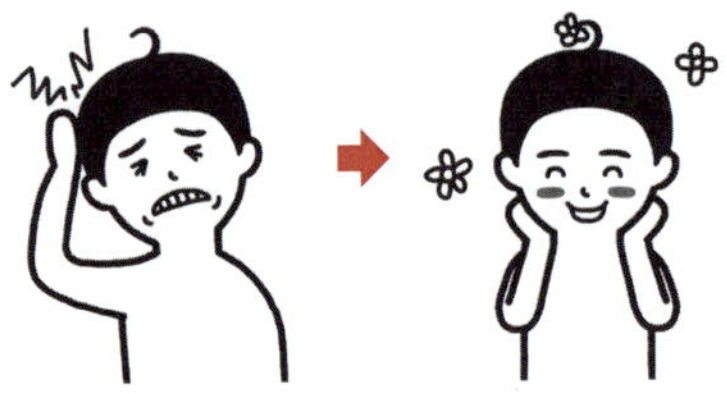

Las secuencias numéricas contra el estrés regulan la producción y la secreción de hormonas y estabilizan el sistema nervioso. Al hacerlo, ayudan al organismo a reaccionar de manera adecuada ante los estímulos.

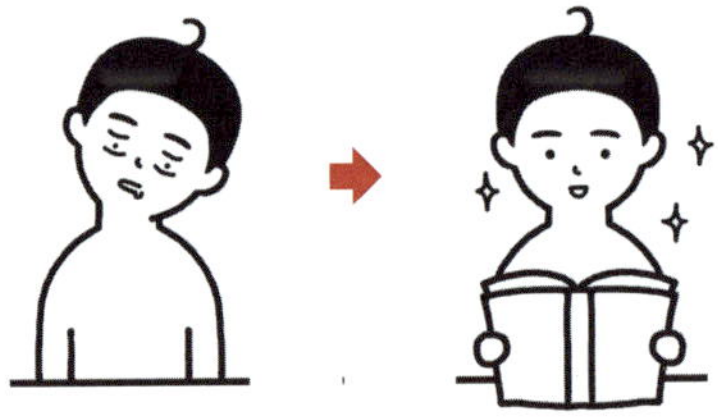

Concentración y memoria. A menudo fluctuamos entre el recuerdo y el olvido. Eso sucede cuando se debilita la corriente que recorre los circuitos nerviosos encargados del aprendizaje. Perdemos esa corriente con facilidad en los momentos en que nos cuesta concentrarnos y tendemos a distraernos; entonces se produce el olvido. El código numérico para evitar el olvido impide que la corriente se pierda y facilita un suministro estable a los circuitos nerviosos que se encargan del estudio y la memoria.

Fatiga ocular y cansancio físico. En los ojos se encuentra la mayor concentración de nervios y vasos sanguíneos de todo el cuerpo humano. El código para la pérdida de visión incrementa el suministro de sangre y nutrientes a los vasos oculares, así como la eliminación de residuos, de tal modo que la transmisión de la información visual del ojo al cerebro se produzca sin distorsiones. También contribuye a la recuperación de la agudeza visual al tiempo que reduce la fatiga ocular.

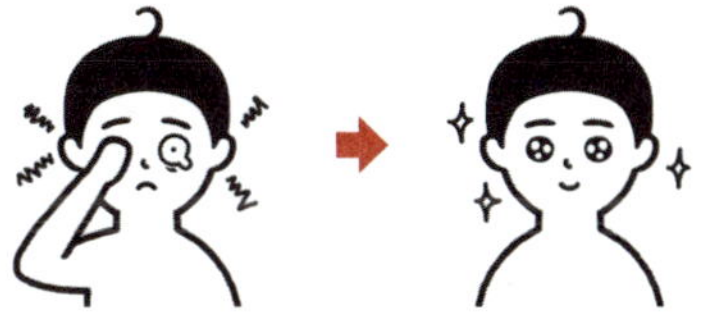

Belleza y problemas de la piel. Una piel sana se renueva en ciclos de 28 días. La piel es la capa más externa del cuerpo humano, y dado que se daña con facilidad, tiende a perder flexibilidad, a tornarse más áspera o a presentar otros problemas cuando su capacidad de regenerarse se debilita. El código numérico para la piel potencia el ciclo de regeneración dérmica natural, y sin recurrir a productos químicos, potencia la renovación celular, ilumina el tono del cutis y le otorga a la piel un aspecto renovado.

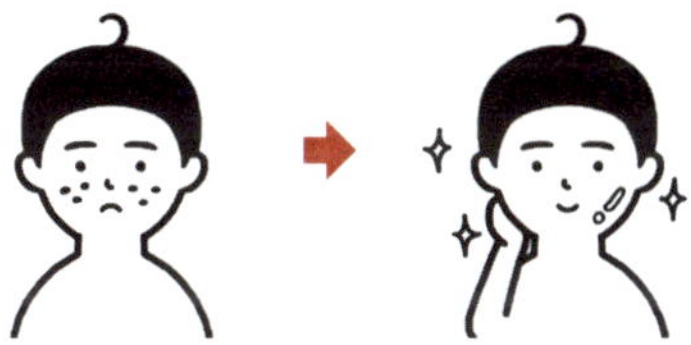

함께 효과를 볼 수 있는 고민들!

Un método útil para resolver diferentes problemas al mismo tiempo

De todas las situaciones que favorecen la demencia y los deterioros cognitivos, es posible que los trastornos del sueño sean los más perjudiciales para el cerebro. Ninguna enfermedad aparece de forma aislada, y abordar una de las dolencias del conjunto que rodea una patología puede ser clave para el tratamiento del resto.

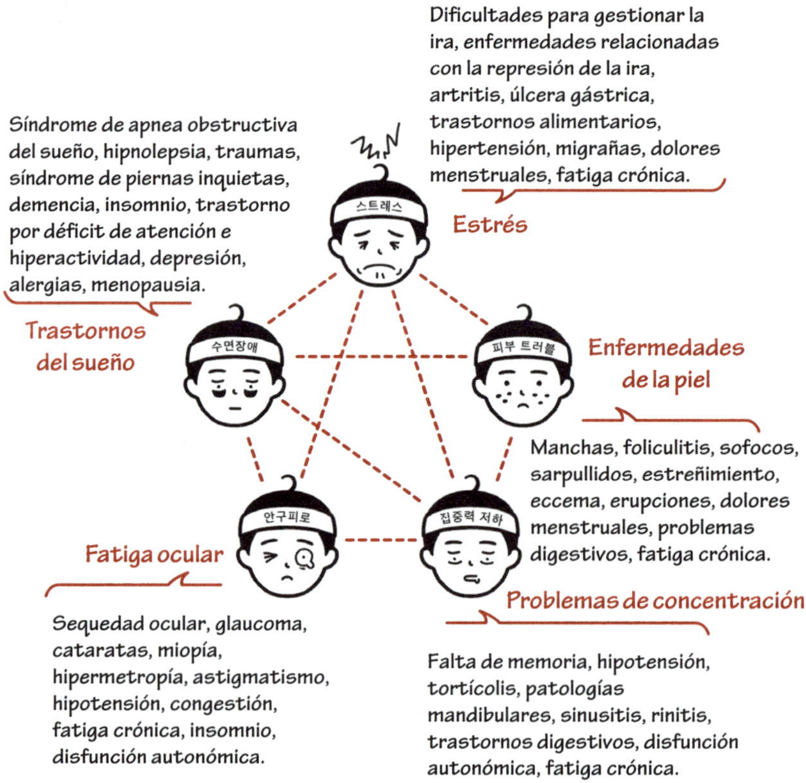

Difícil pero extraordinario cuando aprendemos a hacerlo

어렵지만 알고 가면 좋은 지식

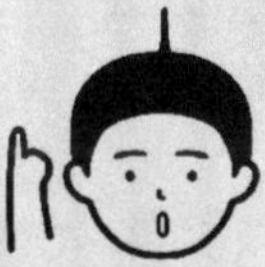

¿Cómo responde el organismo a los doce números?

Las series numéricas del Instituto RICE reflejan la realidad de las fuerzas elementales inherentes a la astronomía (y a la geografía espacial), los cambios a lo largo de las veinticuatro partes del año, los cinco elementos y las seis energías, el movimiento de los planetas y el estudio de su composición, así como los ciclos de las fases lunares. Además, se trata de un sistema preciso y detallado basado en la filosofía yogacara, la neurología, la epigenética y otros descubrimientos realizados en los campos de la ciencia cognitiva y la bioingeniería.

Toda forma de vida posee la capacidad innata de sentir y moverse. Así pues, el cuerpo humano posee un sistema nervioso y un sistema motor que se envían energía química y eléctrica mutuamente. Esta actividad indica que hay diferencias energéticas entre los dos sistemas, diferencias entre antes y ahora, diferencias entre aquí y allí. Como existen contrastes de «potencial eléctrico», las diferencias generan resistencias y ritmos eléctricos; es lo que conocemos bajo el término general de *electricidad*. Eso significa que toda energía forma parte de una jerarquía que fluye a través de un medio, y dicho medio son los números. Podemos atribuir cierta densidad a los sentidos, y todo movimiento posee un ritmo. La única diferencia es el patrón de unidades que empleamos. Sin duda, seríamos capaces de puntuar la sensación de estar enfermos con un 1 o un 3 y también conocemos la diferencia entre hacer ejercicio de intensidad 4 o 6. Podemos comparar cuánto tiempo se tarda en llegar de X a Y en tren o en coche, tener en cuenta el coste del viaje en ferrocarril comparado con el desplazamiento en automóvil, todo ello en forma de números, y luego escoger. De ahí que los números sean la unidad más adecuada para calcular y comunicar los intercambios de energía, tanto cualitativa como cuantitativamente. Tienen un papel importantísimo como lenguaje básico del circuito sensorial-motriz-cognitivo-memorístico del cuerpo.

+ 12개의 숫자와 12경맥 12장부와는 어떤 관계가 있나요?

+ ¿Qué relación existe entre los 12 números, los 12 *gyeongmaek* (meridianos) y los 12 órganos del cuerpo?

Todo sensor posee un módulo compuesto por un receptor, un transistor y un condensador. El conjunto crea un sistema de retroalimentación que calcula el valor (señal de salida) de la información que atraviesa el sistema de control. Por ejemplo, cuando se «aporta» sonido a un micrófono, la placa de contacto lo detecta, lo convierte en señales eléctricas y finalmente lo devuelve en forma de señales de audio. Del mismo modo, cuando el cuerpo recibe los doce números en forma de «información cognitiva», contamos con un transistor y un condensador que responden a cada una de las señales. Las doce venas radiales son transistores y cada una reacciona a un número distinto. Los doce órganos, por su parte, son doce condensadores. Por ejemplo, cuando leemos el numero uno y el cuerpo recibe la señal, el sistema de circuitos del meridiano convierte el número en una señal, que a continuación se amplificará por el cuerpo a través de los neurotransmisores mediante las actividades metabólicas de los pulmones. Igual que un ordenador actúa y piensa mediante un código binario compuesto de unos y ceros, el cuerpo humano, en tanto forma de vida superior, gestiona todas sus actividades a través de un sistema duodecimal (de doce números).

+ 12개의 숫자 코드와 경맥(經脈)의 상관관계

+ ¿Qué relación existe entre los 12 números y los meridianos de energía?

Código numérico	Meridiano	Actividad fisiológica	Línea de puntos de respuesta
1	Shou Tai Yin 手太陰 (Meridiano del pulmón)	Sistema respiratorio	Desde el pecho hasta el pulgar
2	Shou Yang Ming 手陽明 (Meridiano del intestino grueso)	Sistema excretor	Desde el dedo anular hasta la zona nasal
3	Zu Yang Ming 足陽明 (Meridiano del estómago)	Sistema digestivo	Desde la zona nasal hasta el segundo dedo del pie
4	Zu Tai Yin 足太陰 (Meridiano del bazo)	Sistema endocrino	Desde el dedo gordo del pie hasta la región del corazón.
5	Shou Shao Yin 手少陰 (Meridiano del corazón)	Sistema circulatorio	Desde el corazón hasta el meñique.
6	Shou Tai Yang 手太陽 (Meridiano del intestino delgado)	Sistema linfático	Desde el meñique hasta el interior del ojo
7	Zu Tai Yang 足太陽 (Meridiano de la vejiga)	Sistema urinario	Desde el interior del ojo hasta el dedo meñique del pie
8	Zu Shao Yin 足少陰 (Meridiano del riñón)	Sistema reproductor	Desde la planta del pie hasta el pecho
9	Shou Jue Yin 手厥陰 (Meridiano del pericardio)	Sistema cardiovascular	Desde el pecho hasta el dedo medio
0	Shou Shao Yang 手少陽 (Meridiano del triple recalentador)	Sistema nervioso craneal	Desde el cuarto dedo hasta el exterior del ojo
'1	Zu Shao Yang 足少陽 (Meridiano de la vesícula biliar)	Sistema de articulaciones y huesos	Desde el exterior del ojo hasta el cuarto dedo del pie
'2	Zu Jue Yin 足厥陰 (Meridiano del hígado)	Sistema inmunológico	Desde el dedo gordo del pie hasta la región del diafragma

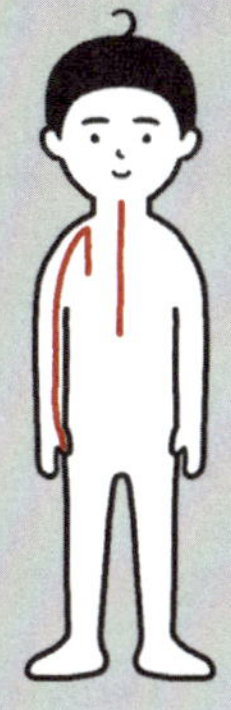

1. 수태음
1. Meridiano del pulmón (P)

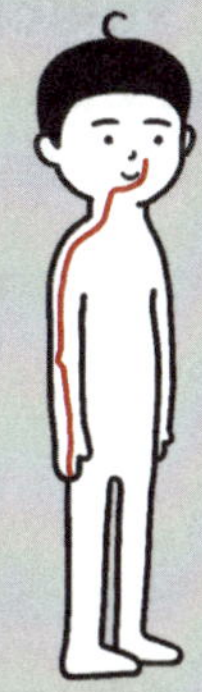

2. 수양명
2. Meridiano del intestino grueso (IG)

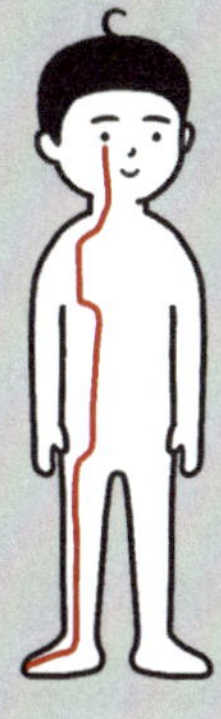

3. 족양명
3. Meridiano del estómago (E)

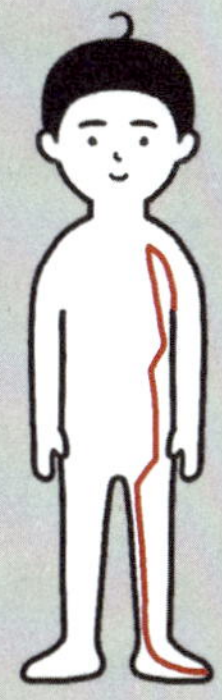

4. 족태음
4. Meridiano del bazo-páncreas (BP)

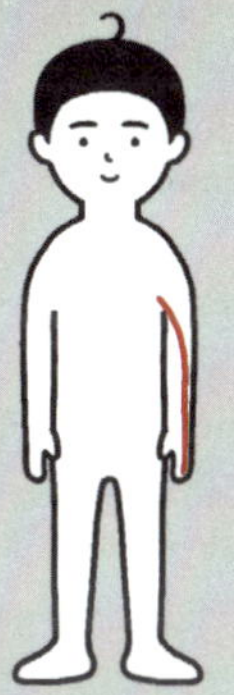

5. 수소음
5. Meridiano del corazón (C)

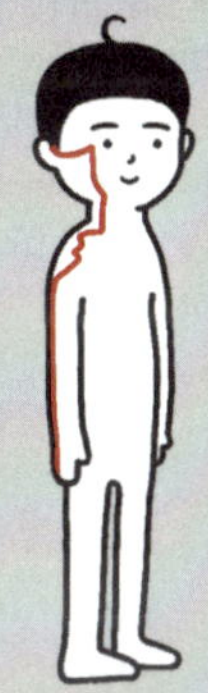

6. 수태양
6. Meridiano del intestino delgado (ID)

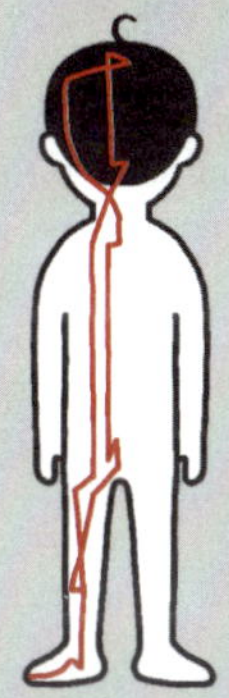

7. 족태양
7. Meridiano de vejiga (V)

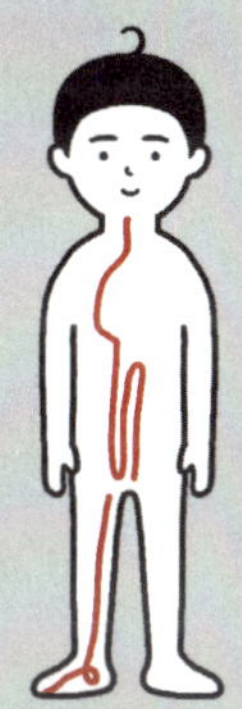

8. 족소음
8. Meridiano del riñón (R)

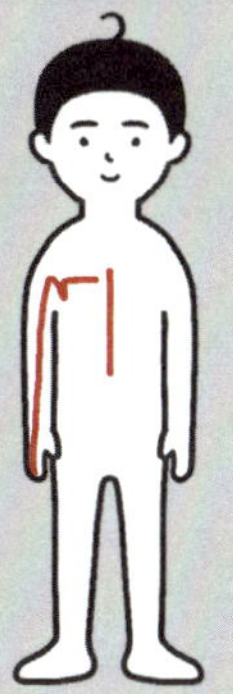

9. 수궐음
9. Meridiano del pericardio (Pc)

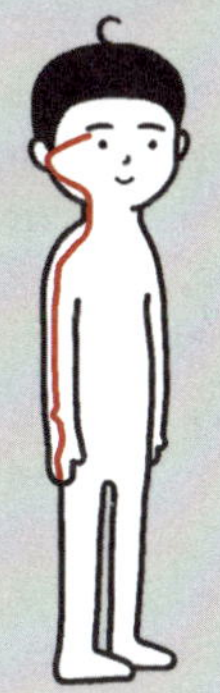

10. 수소양
10. Meridiano triplefunción (TF)

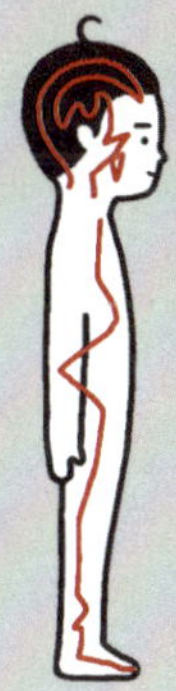

11. 족소양
11. Meridiano de la vesícula biliar (VB)

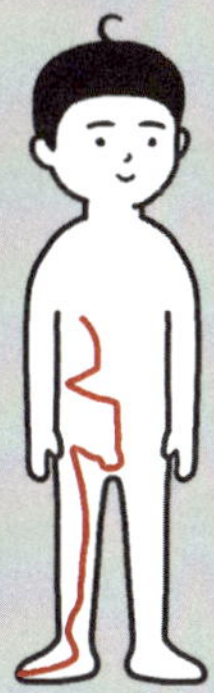

12. 족궐음
12. Meridiano del hígado (H)

12개의 숫자 코드와 장부(臟腑)의 상관관계 + Los 12 códigos numéricos y su relación con los órganos del cuerpo

Código numérico	Sistema corporal	Función principal	Destreza asociada
1	Pulmón	Aprender a imitar	Planificación y posibilidades
2	Intestino grueso	Transmitir información	Curiosidad y actividad
3	Estómago	Retener información	Originalidad y capacidad de expresión
4	Bazo	Pensamiento crítico	Flexibilidad y dotes de negociación
5	Corazón	Iniciativa	Optimismo y capacidad de predicción
6	Intestino delgado	Recibir información	Capacidad de reflexión y de adaptación
7	Vejiga	Distinguir patrones	Diligencia y paciencia
8	Riñones	Perseverancia	Intimidad y delicadeza
9	Pericardio	Discernir relaciones	Espíritu práctico y comodidad
0	San Jiao (triple calentador)	Formular teorías y hacer deducciones	Experiencia y continuidad
'1	Páncreas	Corregir errores	Empeño
'2	Hígado	Idear y poner en práctica estrategias	Capacidad mental y transformación

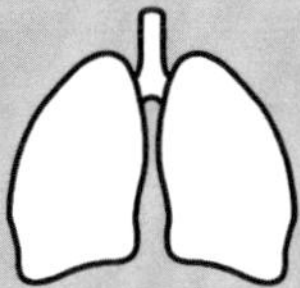

1 폐장
Pulmón

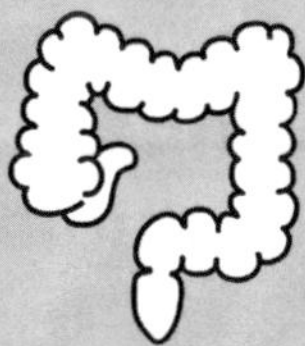

2 대장
Intestino grueso

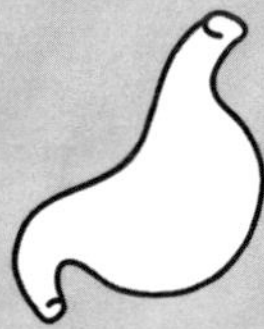

3 위장
Estómago

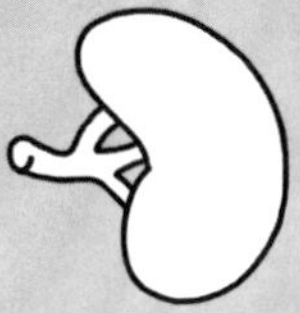

4 비장
Bazo

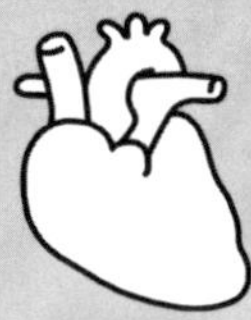

5 심장
Corazón

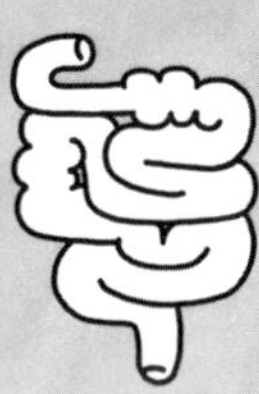

6 소장
Intestino delgado

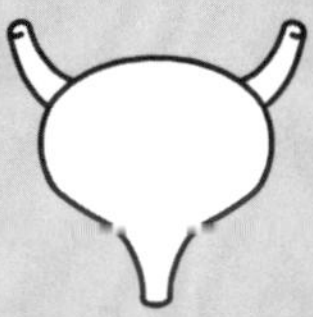

7 방광
Vejiga

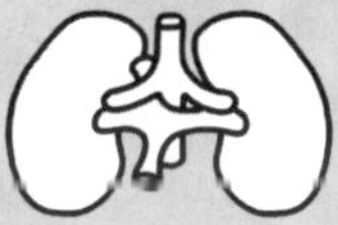

8 신장
Riñones

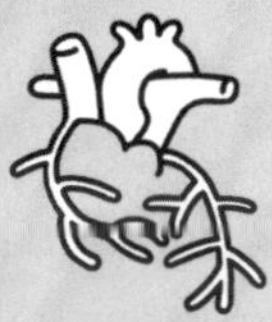

9 심포
Pericardio

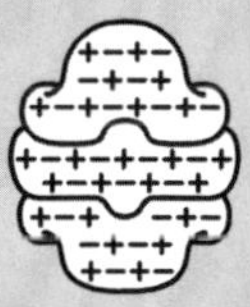

0 삼초
San Jiao (triple calentador)

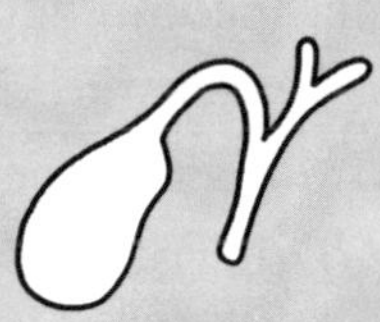

'1 쓸개
Páncreas

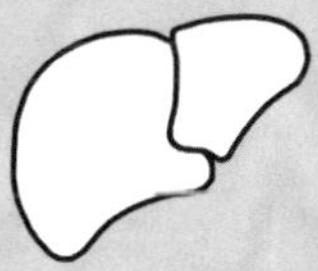

'2 간장
Hígado

언제, 어디서나, 하루 한 장!

Una sola página, en cualquier lugar y en cualquier momento

Por encima de todo, la lectura de números es un método accesible. Cualquiera que sea capaz de leer números puede seguir el programa. Únicamente hace falta disponer de diez minutos al día, en cualquier lugar y en cualquier momento. Además, el gasto energético que requiere es mínimo si lo comparamos con otras formas de entrenamiento. Por ejemplo, se tarda menos en calentar agua empleando un hervidor eléctrico que usando un fogón de gas. Hacer ejercicio sería como usar combustibles fósiles para calentar agua, mientras que la lectura de números constituye un sistema muy eficiente para incrementar la actividad metabólica, equivalente al uso de la electricidad. Tanto es así que la lectura de secuencias numéricas posee mayor capacidad que el ejercicio intenso de incrementar la circulación sanguínea, potenciar la capacidad pulmonar, mejorar la salud muscular e incluso reforzar el sistema inmunitario. Por si fuera poco, a través de la síntesis eléctrica, las distintas energías del organismo se combinan y crean una nueva.

Los beneficios de la lectura de números no son inmediatos, como sucede cuando tomamos medicación a base de sustancias químicas. Sin embargo, un método que devuelve el equilibro y la armonía a tu organismo, empezando por los órganos centrales del cuerpo, te permitirá vivir la existencia más feliz y cargada de vitalidad que hayas experimentado jamás.

이렇게 읽어라, 숫자 리딩법

Cómo leer números: la técnica

¿Cómo se leen los números exactamente? 1, 2, 3… ¿Hay que limitarse a recitar los primeros números que nos vienen a la cabeza?

En su origen, las secuencias numéricas estaban estructuradas en torno a los 365 días del año y clasificadas por problemas. No obstante, para que la lectura de números resulte más sencilla y accesible, hemos recalculado las secuencias mediante una fórmula compleja que nos garantiza que estarán sintonizadas con los sistemas de señalización del organismo si las repetimos en ciclos de treinta días.

Concéntrate en la secuencia numérica y léela repetidamente durante diez minutos o más, en el autobús o en el tren, cuando te levantes o antes de irte a la cama. Si lees los números como si cantaras una canción, el ejercicio será todavía más eficaz.

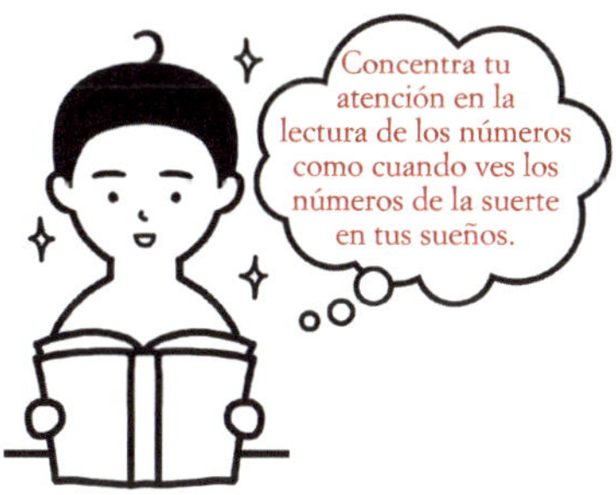
Concentra tu atención en la lectura de los números como cuando ves los números de la suerte en tus sueños.

기본 자세

La postura

Qué necesitas

Leer *La terapia de los números*.
Metrónomo o cronómetro (60 señales por minuto).

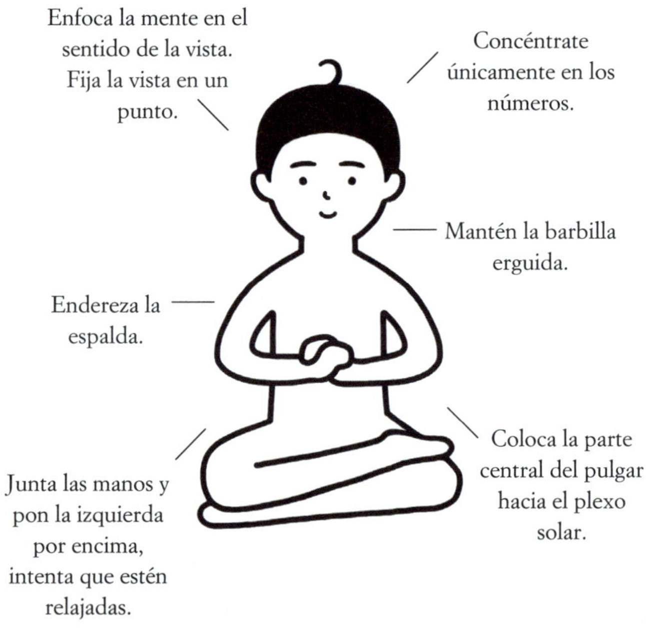

Enfoca la mente en el sentido de la vista. Fija la vista en un punto.
Concéntrate únicamente en los números.
Mantén la barbilla erguida.
Endereza la espalda.
Coloca la parte central del pulgar hacia el plexo solar.
Junta las manos y pon la izquierda por encima, intenta que estén relajadas.

Siéntate en una postura cómoda y estable. Te aconsejamos cruzar las piernas para que puedas mantener la espalda lo más erguida posible. Imagina que los números circulan por la columna vertebral, como si la mente transmitiera la información numérica a las partes del cuerpo que la precisan.

숫자 발음

La lectura de números

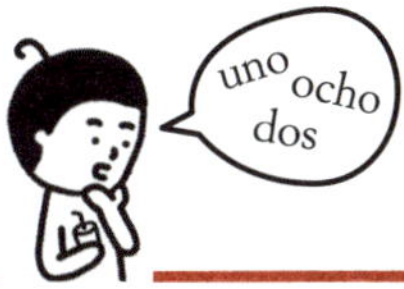

1	2	3	4	5	6
uno	dos	tres	cuatro	cinco	seis
7	8	9	0	'1	'2
siete	ocho	nueve	cero	uno-uno	uno-dos

- ejemplo -

'1	'2	9	1	5	4	4
uno-uno	uno-dos	nueve	uno	cinco	cuatro	cuatro
1	9	2	9	2	'2	'2
uno	nueve	dos	nueve	dos	uno-dos	uno-dos
0	4	4	1	1	5	'2
cero	cuatro	cuatro	uno	uno	cinco	uno-dos

PASO A PASO ❶

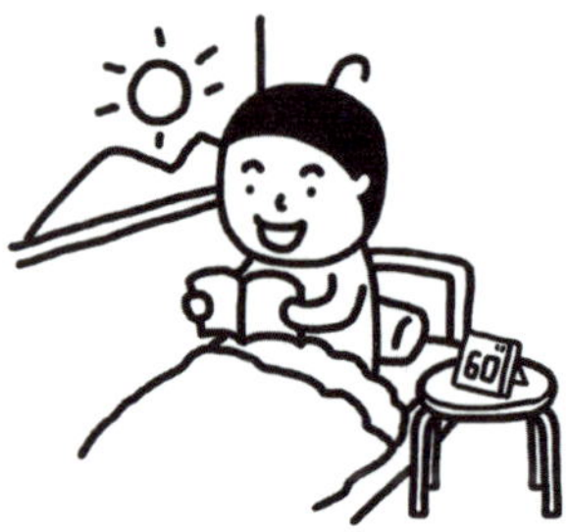

¿Cuándo?

- Durante diez minutos como mínimo, preferiblemente al despertar o antes de acostarte.
- Intenta aprenderte los veintiún números por la mañana para poder recordarlos por la noche.
- Leer dos o más recetas numéricas para problemas distintos no está contraindicado ni tendrá efectos secundarios negativos.

¿Dónde?

- En cualquier parte donde te resulte cómodo practicar la lectura de números.

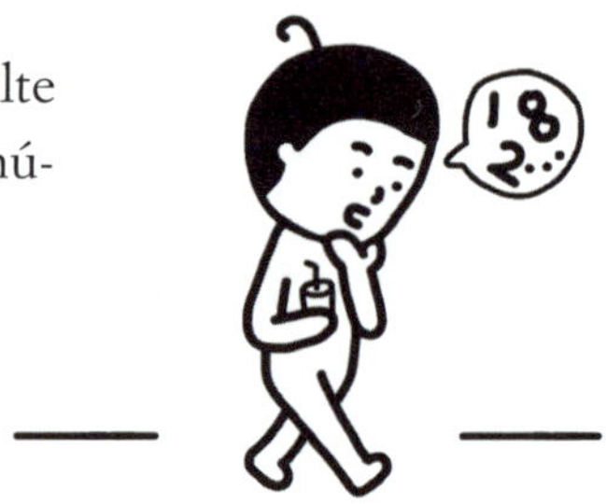

PASO A PASO ❷

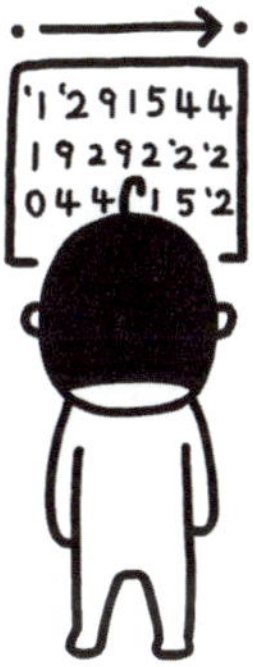

¿Cómo?

- Lee como si estuvieras introduciendo un código en tu mente, con un ritmo fluido (como el flujo del agua) desde la primera línea, de izquierda a derecha.
- A los principiantes tal vez les ayude usar un metrónomo ajustado a 60 señales por minuto y leer un número con cada señal.
- De ser posible, lee siete números antes de volver a tomar aire. Según te vayas acostumbrando, intenta incrementar la cantidad de números que caben en una respiración hasta que seas capaz de leer los veintiuno.
- Si prefieres un ritmo más rápido o te has acostumbrado a cierta cadencia, leer a 72, 81 o 108 señales por minuto también es adecuado.
- Es preferible que los principiantes reciten los números en voz alta. Pero deberían hacer lo posible por mantener un volumen uniforme.
- Si te distraes con facilidad o no eres capaz de leer en voz alta, puedes grabarte leyendo los números para luego escucharlos o seguirlos mentalmente.
- Es preferible leer sentado con la espalda erguida. Sin embargo, no hay problema en hacerlo de pie, tumbado o incluso caminando, si te resulta más cómodo.

SUEÑO PROFUNDO

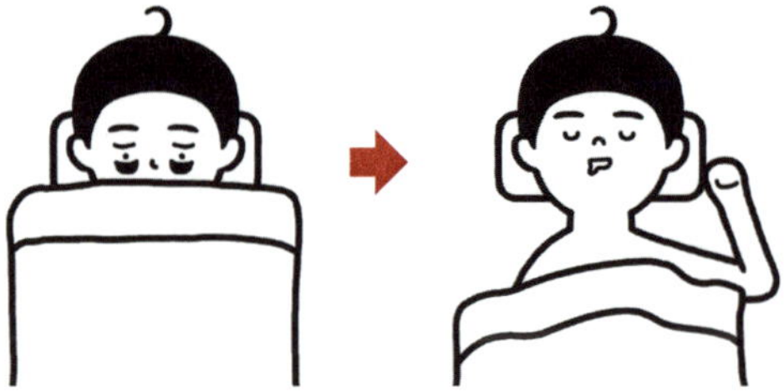

1
CURA DE SUEÑO:
el código para dormir bien y despertarse renovado

수면 디톡스,
깊은 잠과
상쾌한 아침을 위한 코드

¿Te despiertas cansado por las mañanas?

El insomnio está provocado por la incapacidad del cerebro para regular adecuadamente los niveles de neurotransmisores, lo que se traduce en un estado de alerta excesivo. El problema radica en la comunicación entre el hipotálamo y los cuerpos reticulados del cerebro. La secuencia numérica para un sueño profundo estabiliza el sistema de sueño-vigilia y elimina los obstáculos que te impiden dormir.

Acupresión para multiplicar el efecto

Antes de empezar, vamos a estimular los tres puntos de presión indicados en la ilustración de la parte inferior.

Estimula tanto el lado izquierdo como el derecho.

Presiona con los dedos, con una banda magnética de acupresión o con un parche adhesivo.

También puedes usar celo.

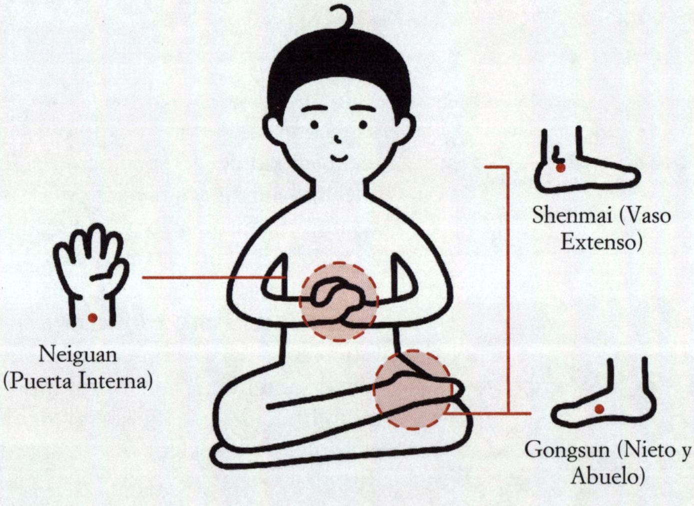

SUEÑO PROFUNDO

DÍA 01

’1	’2	9	1	5	4	4
1	9	2	9	2	’2	’2
0	4	4	1	1	5	’2

SUEÑO PROFUNDO | DÍA

02

4	’2	’1	0	8	4	5
6	9	4	6	5	’2	1
3	4	6	0	4	5	1

SUEÑO PROFUNDO | DÍA

03

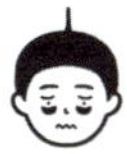

7	0	4	2	3	4	’1
9	7	9	0	’2	’2	7
6	2	’1	2	’1	5	7

DÍA 04

2	4	3	4	8	8	8
4	1	8	’2	5	4	4
1	8	0	4	4	9	4

DÍA **05**

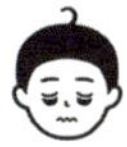

2 8 9 8 4 ’1 5

4 5 2 4 1 7 1

1 ’2 4 8 ’2 ’2 1

SUEÑO PROFUNDO

DÍA **06**

4	’2	3	8	5	3	1
6	9	8	4	2	’1	9
3	4	0	8	1	4	9

SUEÑO PROFUNDO

DÍA

07

9 9 ’2 6 2 7 9

’1 6 5 2 ’1 3 5

8 1 7 6 0 8 5

SUEÑO PROFUNDO | DÍA

08

9	1	0	'1	2	6	5
'1	0	3	7	'1	2	1
8	5	5	'1	0	7	1

1	3	0	4	’1	2	4
3	’2	3	’2	8	0	’2
’2	7	5	4	7	3	’2

SUEÑO PROFUNDO

DÍA

10

4	’2	4	1	7	2	’1
6	9	9	9	4	0	7
3	4	’1	1	3	3	7

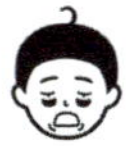

Quiero saber más

Preguntas frecuentes

¿Con qué frecuencia debería leer números para conseguir resultados óptimos?

En principio, cuanto más a menudo, mejor, pero sería ideal practicar la lectura de números dos veces al día, por la mañana al levantarte y por la noche antes de dormir, durante un mínimo de diez minutos por sesión. También es conveniente buscar un entorno tranquilo que permita hacer la lectura sin distracciones, para poder permanecer concentrados durante ese período tan breve. Si empiezas y terminas el día con la lectura de números, experimentarás los beneficios cuando te salgan al paso esos problemas que forman parte de la vida cotidiana.

SUEÑO PROFUNDO

DÍA **11**

2	’1	’2	8	4	7	’2
4	8	5	4	1	3	8
1	3	7	8	’2	8	8

SUEÑO PROFUNDO

DÍA **12**

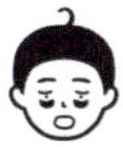

8	3	0	5	5	2	6
0	’2	3	1	2	0	2
7	7	5	5	1	3	2

SUEÑO
PROFUNDO

DÍA

13

4	’2	8	0	2	6	4
6	9	1	6	’1	2	’2
3	4	3	0	0	7	’2

SUEÑO PROFUNDO

DÍA **14**

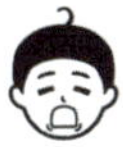

3	8	9	0	5	3	4
5	5	2	6	2	’1	’2
2	’2	4	0	1	4	’2

SUEÑO PROFUNDO

DÍA **15**

6 2 4 0 8 5 7

8 1 9 6 5 1 3

5 6 1 0 4 6 3

SUEÑO PROFUNDO | DÍA

16

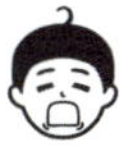

8	7	7	’2	8	9	0
0	4	’2	8	5	5	6
7	’1	2	’2	4	0	6

SUEÑO PROFUNDO

DÍA **17**

5	5	0	3	6	2	2
7	2	3	’1	3	0	0
4	9	5	3	2	3	0

SUEÑO PROFUNDO

DÍA

18

1	2	4	5	6	6	9
3	’1	9	1	3	2	5
’2	6	’1	5	2	7	5

SUEÑO PROFUNDO

DÍA **19**

'2	8	9	1	3	8	6
2	5	2	9	'2	4	2
'1	'2	4	1	'1	9	2

SUEÑO PROFUNDO

DÍA **20**

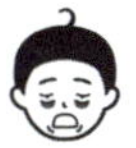

7 ’1 1 ’2 6 8 0

9 8 6 8 3 4 6

6 3 8 ’2 2 9 6

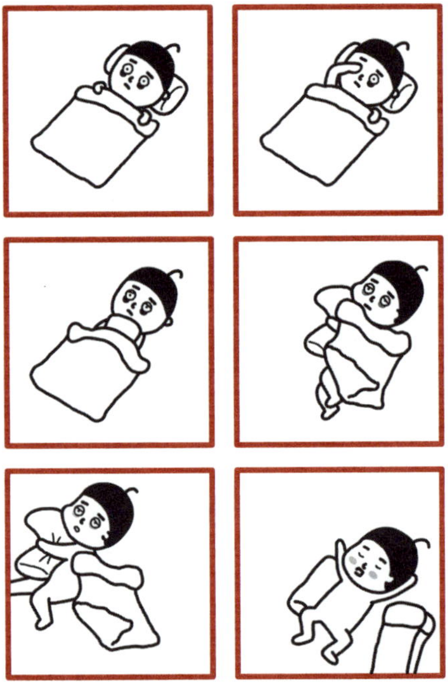

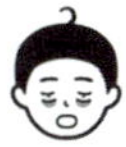

Quiero saber más

Preguntas frecuentes

¿Tengo que trabajar diariamente en la lectura de números? ¿Qué pasa si me tomo un descanso?

Trabajamos mejor cuando somos constantes. Para maximizar los beneficios de la lectura de números sería ideal reservar diez minutos al día sin saltarse ninguno. Aunque falles de vez en cuando, respetar el ciclo tanto como puedas para mantener el flujo del trabajo ya realizado te resultará muy beneficioso.

SUEÑO PROFUNDO | DÍA **21**

1	9	9	8	6	1	′2
3	6	2	4	3	9	8
′2	1	4	8	2	2	8

SUEÑO
PROFUNDO

DÍA **22**

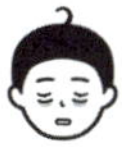

6	8	4	8	’1	0	0
8	5	9	4	8	6	6
5	’2	’1	8	7	’1	6

SUEÑO PROFUNDO

DÍA

23

5	8	4	’1	4	8	9
7	5	9	7	1	4	5
4	’2	’1	’1	’2	9	5

SUEÑO PROFUNDO

DÍA

24

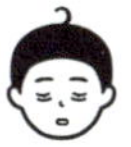

7	5	9	2	5	8	4
9	2	2	0	2	4	’2
6	9	4	2	1	9	’2

SUEÑO PROFUNDO

DÍA **25**

9	6	1	6	2	8	1
1	3	4	2	1	4	7
8	0	6	6	0	9	7

DÍA **26**

1 3 7 0 ’2 9 7

3 ’2 ’2 6 9 5 3

’2 7 2 0 8 0 3

SUEÑO PROFUNDO

DÍA 27

4	5	’2	9	6	1	’2
6	2	5	5	3	9	8
3	9	7	9	2	2	8

SUEÑO PROFUNDO

DÍA **28**

3	’2	’1	’2	’2	8	9
5	9	4	8	9	4	5
2	4	6	’2	8	9	5

SUEÑO PROFUNDO | DÍA **29**

6	’2	1	9	3	2	2
8	9	6	5	’2	0	0
5	4	8	9	’1	3	0

SUEÑO PROFUNDO

DÍA

30

1 8 2 7 7 0 '1

3 5 7 3 4 6 7

'2 '2 9 7 3 '1 7

ANTIESTRÉS

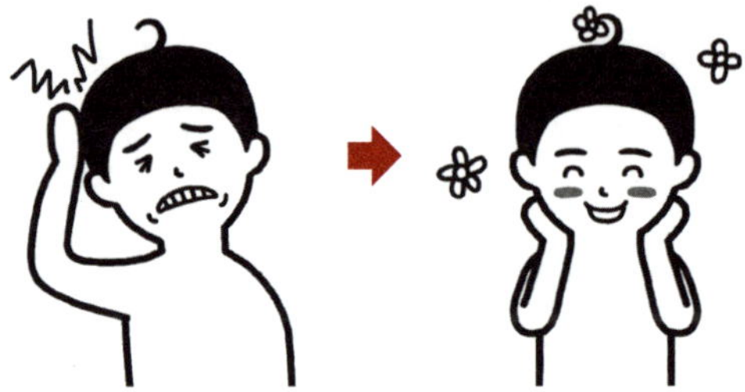

2
ESTRÉS:
El código para mantener bajo control el nerviosismo, la depresión y la ira

스트레스, 우울함과 화를 다스리는 코드

Estrés

Cuando uno está demasiado tenso y estresado, se acumula un exceso de hormonas en el cerebro. Esto estimula de manera continuada el sistema nervioso simpático, lo cual aumenta la sensibilidad del organismo y genera una retroalimentación negativa que nos lleva a estar estresados incluso ante problemas insignificantes. Las secuencias numéricas contra el estrés regulan la producción y la secreción de hormonas y estabilizan el sistema nervioso. Al hacerlo, ayudan al organismo a reaccionar de manera adecuada ante los estímulos.

Acupresión para multiplicar el efecto

Antes de empezar, vamos a estimular los tres puntos de presión indicados en la ilustración de la parte inferior.

Estimula tanto el lado izquierdo como el derecho.

Presiona con los dedos, con una banda magnética de acupresión o con un parche adhesivo.

También puedes usar celo.

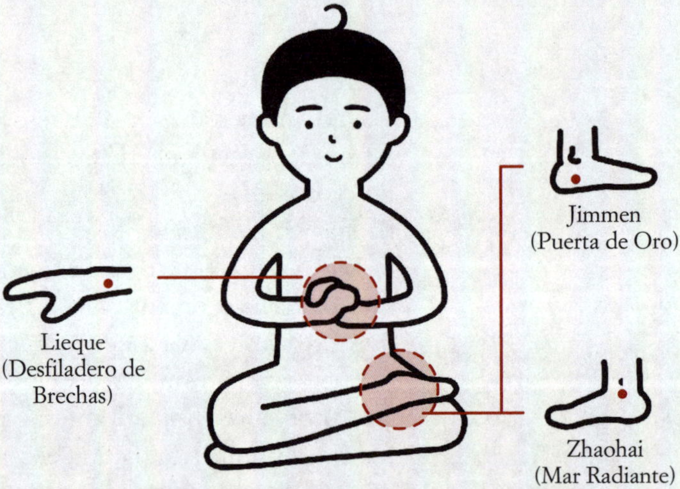

ANTIESTRÉS | DÍA **01**

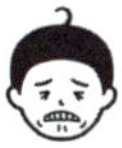

1	4	6	’2	4	4	’2
4	9	2	’2	7	1	’1
0	5	8	4	7	5	9

02

6 4 8 9 7 4 1

9 9 4 9 0 1 ’2

3 5 0 1 0 5 0

ANTIESTRÉS | **DÍA**

03

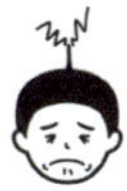

9	2	1	1	2	4	7
'2	7	9	1	5	1	6
6	3	3	5	5	5	4

ANTIESTRÉS

DÍA **04**

4 8 ’2 3 7 8 4

7 1 8 3 0 5 3

1 9 2 7 0 9 1

4	’2	6	7	3	’1	1
7	5	2	7	6	8	’2
1	1	8	’1	6	’2	0

06

6	4	’2	7	4	3	9
9	9	8	7	7	’2	8
3	5	2	’1	7	4	6

’1	1	9	5	1	7	5
2	6	5	5	4	4	4
8	2	’1	9	4	8	2

08

'1	5	7	0	1	6	1
2	0	3	0	4	3	'2
8	6	9	2	4	7	0

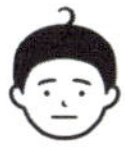

3	7	7	3	0	2	’2
6	’2	3	3	1	’1	’1
’2	8	9	7	1	3	9

6	4	1	’2	6	2	7
9	9	9	’2	9	’1	6
3	5	3	4	9	3	4

Quiero saber más

Preguntas frecuentes

Una vez finalizado el ciclo de treinta días, ¿qué hago a continuación? ¿Puedo volver a empezar por el día que quiera?

La terapia de los números no te exige empezar por un día concreto, pero comenzar por el principio del ciclo te permitirá maximizar los beneficios del algoritmo codificado en los números. Una vez que termines un ciclo, puedes repetirlo siempre y cuando vuelvas a comenzar por el día uno. Cuando haces un muñeco de nieve, acumulas un montón pequeño y vas añadiendo puñados de nieve alrededor. De igual modo, el ciclo de treinta días es un proceso acumulativo que se maximiza cuando lo realizas en orden. Quienes deseen leer números de acuerdo con el coeficiente de correspondencia (en lugar del ciclo de treinta días) pueden usar las lecturas de *Monthly Iceberg*, que están organizadas día a día.

11

4 3 9 7 3 7 8

7 8 5 7 6 4 7

1 4 1 1 6 8 5

12

0	7	7	4	4	2	2
1	'2	3	4	7	'1	1
7	8	9	8	7	3	'1

13

6	4	5	9	1	6	’2
9	9	1	9	4	3	’1
3	5	7	1	4	7	9

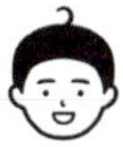

5	'2	6	9	4	3	'2
8	5	2	9	7	'2	'1
2	1	8	1	7	4	9

8	6	1	9	7	5	3
’1	’1	9	9	0	2	2
5	7	3	1	0	6	’2

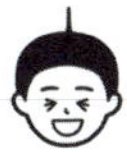

0	'1	4	'1	7	9	6
1	4	'2	'1	0	6	5
7	'2	6	3	0	0	3

7	9	7	2	5	2	0
0	2	3	2	8	1	9
4	0	9	6	8	3	7

3	6	1	4	5	6	5
6	’1	9	4	8	3	4
’2	7	3	8	8	7	2

ANTIESTRÉS | DÍA **19**

2	'2	6	'2	2	8	2
5	5	2	'2	5	5	1
'1	1	8	4	5	9	'1

ANTIESTRÉS | DÍA **20**

9	3	0	’1	5	8	6
’2	8	6	’1	8	5	5
6	4	’2	3	8	9	3

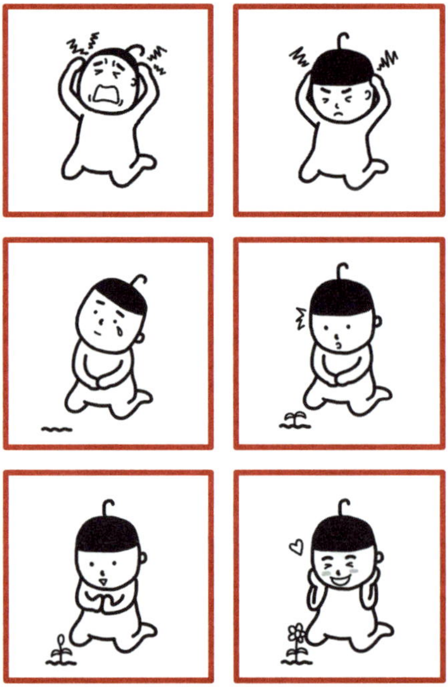

Quiero saber más

Preguntas frecuentes

Me duelen las caderas y no puedo pasar mucho tiempo sentado. ¿Es contraproducente practicar la lectura de números tumbado?

Siempre y cuando puedas concentrarte y te sientas cómodo, puedes hacerlo de pie, sentado, caminando o tumbado y no cambiará nada. Sin embargo, los niveles de concentración y resistencia varían mucho en función de la postura, así que se recomienda a los principiantes empezar sentados en una silla. Esa postura permite mantener la espalda recta, fijar los ojos en la página mientras estamos leyendo y asimilar el contenido con más facilidad, al tiempo que garantiza la mínima resistencia corporal.

DÍA

21

3	1	6	7	5	1	8
6	6	2	7	8	0	7
’2	2	8	’1	8	2	5

ANTIESTRÉS

DÍA **22**

8	’2	1	7	0	0	6
’1	5	9	7	1	7	5
5	1	3	’1	1	’1	3

7	’2	1	0	3	8	5
0	5	9	0	6	5	4
4	1	3	2	6	9	2

ANTIESTRÉS | DÍA **24**

9 9 6 1 4 8 ’2

’2 2 2 1 7 5 ’1

6 0 8 5 7 9 9

25

′1	0	8	5	1	8	7
2	3	4	5	4	5	6
8	′1	0	9	4	9	4

3 7 4 9 ’1 9 3

6 ’2 ’2 9 2 6 2

’2 8 6 1 2 0 ’2

6	9	9	8	5	1	8
9	2	5	8	8	0	7
3	0	'1	'2	8	2	5

5	4	8	1	1	8	5
8	9	4	1	2	5	4
2	5	0	3	2	9	2

ANTIESTRÉS

DÍA **29**

8	4	0	8	2	2	0
’1	9	6	8	5	’1	9
5	5	’2	’2	5	3	7

ANTIESTRÉS | DÍA **30**

3 ’2 ’1 6 6 0 7

6 5 7 6 9 7 6

’2 1 1 0 9 ’1 4

BUENA MEMORIA

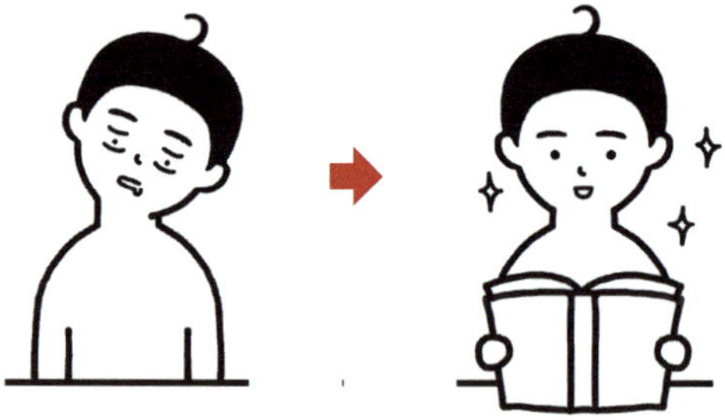

3

CONCENTRACIÓN Y MEMORIA:

El código para mantener a raya los despistes y las lagunas de memoria

집중력·기억력, 주의산만과 건망증을 없애는 코드

Concentración y memoria

A menudo fluctuamos entre el recuerdo y el olvido. Eso sucede cuando se debilita la corriente que recorre los circuitos nerviosos encargados del aprendizaje. Perdemos esa corriente con facilidad en los momentos en que nos cuesta concentrarnos y tendemos a distraernos; entonces se produce el olvido. El código numérico para evitar el olvido impide que la corriente se pierda y facilita un suministro estable a los circuitos nerviosos que se encargan del estudio y la memoria.

Acupresión para multiplicar el efecto

Antes de empezar, vamos a estimular los tres puntos de presión indicados en la ilustración de la parte inferior.

Estimula tanto el lado izquierdo como el derecho.

Presiona con los dedos, con una banda magnética de acupresión o con un parche adhesivo.

También puedes usar celo.

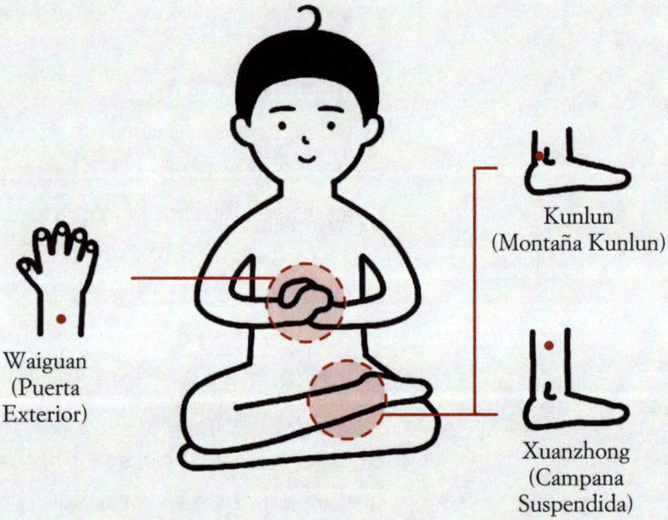

BUENA
MEMORIA

DÍA

01

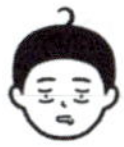

3 9 2 ’2 ’1 7 1

9 2 ’2 4 2 ’2 1

0 9 ’1 5 4 6 ’2

BUENA MEMORIA | DÍA

02

8	9	4	9	2	7	2
2	2	2	1	5	’2	2
3	9	1	2	7	6	1

BUENA MEMORIA

DÍA **03**

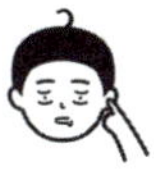

’1	7	9	1	9	7	8
5	’2	7	5	’2	’2	8
6	7	6	6	2	6	7

BUENA MEMORIA | DÍA

04

6	1	8	3	2	’1	5
’2	6	6	7	5	4	5
1	1	5	8	7	0	4

BUENA
MEMORIA

DÍA **05**

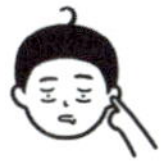

6	5	2	7	0	2	2
’2	0	’2	’1	1	7	2
1	5	’1	’2	3	1	1

BUENA MEMORIA | DÍA **06**

8	9	8	7	’1	6	0
2	2	6	’1	2	’1	0
3	9	5	’2	4	5	9

BUENA MEMORIA

DÍA **07**

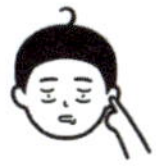

1	6	5	5	8	0	6
7	’1	3	9	’1	3	6
8	6	2	0	1	9	5

1	0	3	0	8	9	2
7	3	1	2	’1	2	2
8	0	’2	3	1	8	1

BUENA
MEMORIA

DÍA **09**

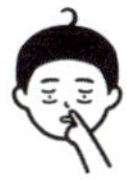

5 ’2 3 3 5 5 1

’1 5 1 7 8 0 1

’2 ’2 ’2 8 0 4 ’2

BUENA MEMORIA | **DÍA** 10

8	9	9	’2	1	5	8
2	2	7	4	4	0	8
3	9	6	5	6	4	7

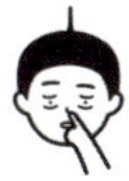

Quiero saber más

Preguntas frecuentes

Sufro varios de los problemas que se pueden tratar mediante la lectura de números. ¿Es correcto realizar dos o tres ciclos distintos al mismo tiempo?

No pasa nada. Practicar secciones de ciclos distintos el mismo día no tiene efectos negativos. Dicho esto, empezar con más de un ciclo podría llevarte a perder el interés más adelante. Los números podrían sonar parecidos y es posible que acabes memorizándolos en lugar de concentrarte mientras los lees. Empieza por el ciclo que te parezca más interesante, léelo sin saltarte ningún día y una vez que te hayas acostumbrado a practicar a diario, siéntete libre para empezar otro ciclo. De este modo conseguirás mejores resultados.

BUENA MEMORIA | **DÍA**

11

6	8	5	7	0	0	9
’2	1	3	’1	1	3	9
1	8	2	’2	3	9	8

DÍA **12**

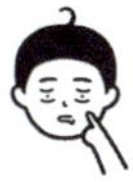

’2	’2	3	4	’1	5	3
6	5	1	8	2	0	3
7	’2	’2	9	4	4	2

BUENA MEMORIA	DÍA 13

8	9	1	9	8	9	1
2	2	’1	1	’1	2	1
3	9	0	2	1	8	’2

BUENA MEMORIA

DÍA

14

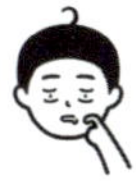

7	5	2	9	'1	6	1
1	0	'2	1	2	'1	1
2	5	'1	2	4	5	'2

BUENA MEMORIA

DÍA **15**

0	’1	9	9	2	8	4
4	4	7	1	5	1	4
5	’1	6	2	7	7	3

BUENA MEMORIA

DÍA **16**

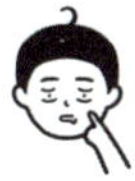

'2	4	'2	'1	2	'2	7
6	9	0	3	5	5	7
7	4	9	4	7	'1	6

BUENA MEMORIA

DÍA **17**

9	2	3	2	’2	5	’1
3	7	1	6	3	0	’1
4	2	’2	7	5	4	0

BUENA MEMORIA

DÍA **18**

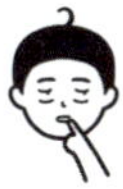

5 ’1 9 4 ’2 9 6

’1 4 7 8 3 2 6

’2 ’1 6 9 5 8 5

BUENA MEMORIA | DÍA **19**

4	5	2	’2	9	’1	3
0	0	’2	4	’2	4	3
’1	5	’1	5	2	0	2

BUENA MEMORIA

DÍA **20**

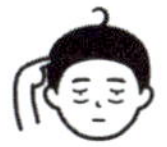

'1	8	6	'1	'2	'1	7
5	1	4	3	3	4	7
6	8	3	4	5	0	6

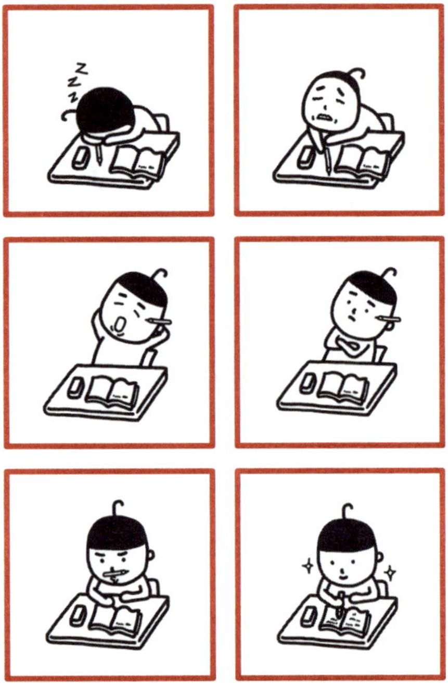

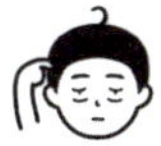

Quiero saber más

Preguntas frecuentes

¿Los números poseen la misma eficacia en cualquier idioma?

Tengo un primo más joven que yo en Estados Unidos que está muy enfermo y me gustaría que probara este método. Mi primo no habla coreano. ¿El beneficio será el mismo si lee los números en inglés? ¿Cómo deberían leer los números las personas de fuera de Corea?

No hay ningún problema en absoluto. La numeración arábiga se usa en todo el mundo y los beneficios serán los mismos sea cual sea la lengua en la que leas los números. Basta con leer las secuencias numéricas, cada cual en su lengua.

BUENA
MEMORIA

DÍA

21

5	6	2	7	’2	4	9
’1	’1	’2	’1	3	9	9
’2	6	’1	’2	5	3	8

BUENA MEMORIA | DÍA **22**

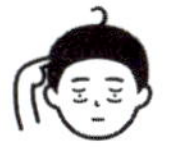

0	5	9	7	5	1	7
4	0	7	'1	8	6	7
5	5	6	'2	0	'2	6

BUENA
MEMORIA

DÍA

23

9 5 9 0 0 ’1 6

3 0 7 2 1 4 6

4 5 6 3 3 0 5

BUENA MEMORIA

DÍA **24**

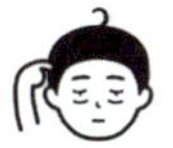

’1	2	2	1	’1	’1	1
5	7	’2	5	2	4	1
6	2	’1	6	4	0	’2

DÍA

25

1	3	4	5	8	’1	8
7	8	2	9	’1	4	8
8	3	1	0	1	0	7

DÍA **26**

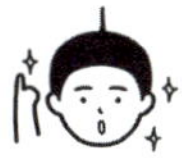

5	’2	’2	9	6	’2	4
’1	5	0	1	9	5	4
’2	’2	9	2	’1	’1	3

27

8	2	5	8	’2	4	9
2	7	3	’2	3	9	9
3	2	2	1	5	3	8

BUENA MEMORIA

DÍA **28**

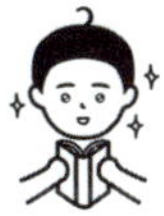

7	9	4	’1	6	’1	6
1	2	2	3	9	4	6
2	9	1	4	’1	0	5

BUENA MEMORIA | DÍA **29**

0	9	6	8	9	5	’1
4	2	4	’2	’2	0	’1
5	9	3	1	2	4	0

DÍA **30**

5	5	7	6	1	1	8
’1	0	5	0	4	6	8
’2	5	4	’1	6	’2	7

RECARGA DE ENERGÍA

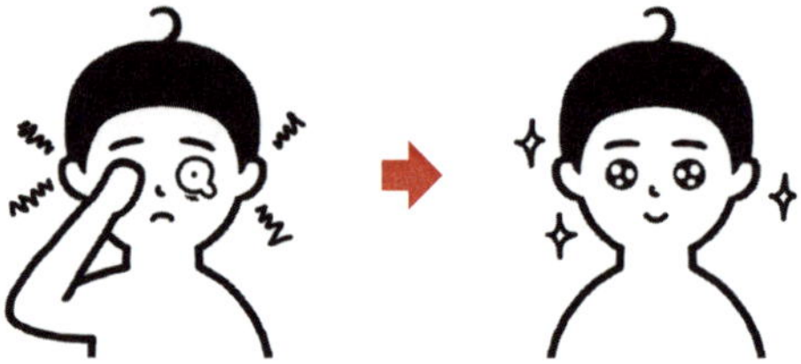

4

VISTA CANSADA:

El código para mejorar la vista y controlar la fatiga crónica

눈의 피로, 시력을 회복시키고 만성피로를 날리는 코드

Fatiga ocular y cansancio físico

En los ojos se encuentra la mayor concentración de nervios y vasos sanguíneos de todo el cuerpo humano. El código para la pérdida de visión incrementa el suministro de sangre y nutrientes a los vasos oculares, así como la eliminación de residuos, de tal modo que la transmisión de la información visual del ojo al cerebro se produzca sin distorsiones. También contribuye a la recuperación de la agudeza visual al tiempo que reduce la fatiga ocular.

Acupresión para multiplicar el efecto

Antes de empezar, vamos a estimular los tres puntos de presión indicados en la ilustración de la parte inferior.

Estimula tanto el lado izquierdo como el derecho. Presiona con los dedos, con una banda magnética de acupresión o con un parche adhesivo. También puedes usar celo.

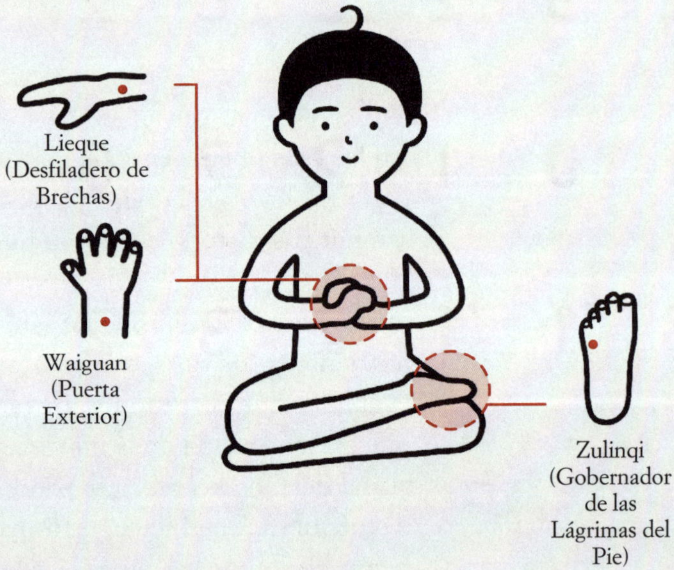

RECARGA DE ENERGÍA

DÍA **01**

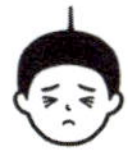

'2 9 2 '2 6 '2 4

'1 0 1 '2 7 6 5

8 '1 '1 '2 3 '2 '2

RECARGA DE ENERGÍA | DÍA **02**

5	9	4	9	9	'2	5
4	0	3	9	0	6	6
1	'1	1	9	6	'2	1

RECARGA
DE ENERGÍA

DÍA **03**

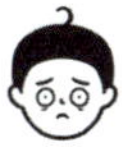

8 7 9 1 4 ’2 ’1

7 8 8 1 5 6 ’2

4 9 6 1 1 ’2 7

RECARGA DE ENERGÍA | DÍA

04

3	1	8	3	9	4	8
2	2	7	3	0	0	9
’1	3	5	3	6	4	4

RECARGA
DE ENERGÍA

DÍA **05**

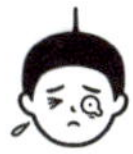

3 5 2 7 5 7 5

2 6 1 7 6 1 6

’1 7 ’1 7 2 7 1

5	9	8	7	6	’1	1
4	0	7	7	7	5	2
1	’1	5	7	3	’1	9

RECARGA DE ENERGÍA

DÍA

07

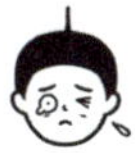

0	6	5	5	3	3	9
9	7	4	5	4	9	0
6	8	2	5	’2	3	5

RECARGA DE ENERGÍA

DÍA **08**

0	0	3	0	3	2	5
9	’1	2	0	4	8	6
6	’2	’2	0	’2	2	1

RECARGA DE ENERGÍA

DÍA 09

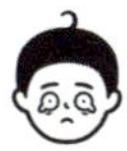

2	’2	3	3	’2	0	4
1	1	2	3	1	4	5
0	2	’2	3	9	0	’2

DÍA **10**

5 9 9 ’2 8 0 ’1

4 0 8 ’2 9 4 ’2

1 ’1 6 ’2 5 0 7

Quiero saber más

Preguntas frecuentes

La lectura de números en silencio o simplemente la escucha ¿tienen algún beneficio?

Por otro lado, a mi madre le gusta transcribir los dígitos; escribir los números en lugar de recitarlos ¿es también eficaz? Me han dicho que escuchar los números puede dar buen resultado, así que he grabado las lecturas y las escucho de camino al trabajo. ¿Esto resulta efectivo?

Sí, las personas obtienen la información a través de los cinco canales, es decir, de los cinco sentidos. Leen, escriben, escuchan, caminan, ven. Por lo general, todos los canales gestionan de manera simultánea la información que reciben. Escribir y escuchar, al igual que leer, son métodos que tienen sus propios beneficios. Así pues, es posible experimentar los beneficios de los números cuando los transcribimos una y otra vez o cuando los escuchamos en una autograbación. Combinar esos métodos con la lectura contribuirá a una experiencia más constante y profunda.

RECARGA DE ENERGÍA

DÍA

11

3	8	5	7	5	3	’2
2	9	4	7	6	9	1
’1	0	2	7	2	3	8

RECARGA DE ENERGÍA

DÍA **12**

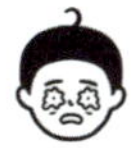

9	’2	3	4	6	0	6
8	1	2	4	7	4	7
5	2	’2	4	3	0	2

RECARGA DE ENERGÍA | DÍA **13**

5	9	1	9	3	2	4
4	0	’2	9	4	8	5
1	’1	0	9	’2	2	’2

RECARGA DE ENERGÍA | DÍA **14**

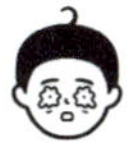

4 5 2 9 6 ’1 4

3 6 1 9 7 5 5

’2 7 ’1 9 3 ’1 ’2

RECARGA DE ENERGÍA

DÍA **15**

7	’1	9	9	9	1	7
6	’2	8	9	0	7	8
3	1	6	9	6	1	3

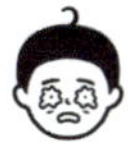

9	4	’2	’1	9	5	0
8	5	’1	’1	0	’1	’1
5	6	9	’1	6	5	6

RECARGA DE ENERGÍA

DÍA **17**

6 2 3 2 7 0 2

5 3 2 2 8 4 3

2 4 ’2 2 4 0 0

RECARGA DE ENERGÍA

DÍA **18**

2	’1	9	4	7	2	9
1	’2	8	4	8	8	0
0	1	6	4	4	2	5

RECARGA DE ENERGÍA | DÍA **19**

1	5	2	'2	4	4	6
'2	6	1	'2	5	0	7
9	7	'1	'2	1	4	2

RECARGA
DE ENERGÍA

DÍA **20**

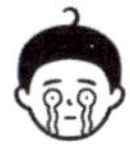

8 8 6 ’1 7 4 0

7 9 5 ’1 8 0 ’1

4 0 3 ’1 4 4 6

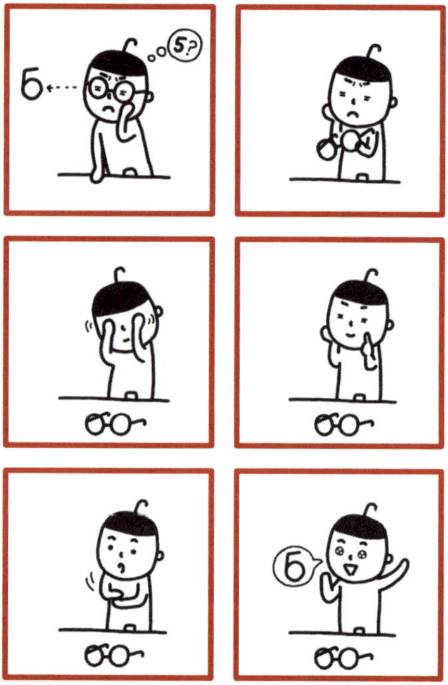
5
5?
5

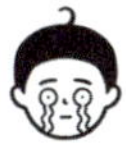

Quiero saber más

Preguntas frecuentes

Leo las secuencias un par de veces al día, pero no noto verdaderos progresos. ¿Estoy haciendo algo mal?

Cuando practiques la lectura de números, imagina que intentas aprenderte un número de teléfono o los dígitos de una cuenta bancaria. Procura concentrarte y repite los números varias veces. Cuando vamos a mirar escaparates, es raro que compremos algo a menos que realmente capte nuestra atención. En cambio, si llevamos dinero para gastar y estamos decididos a comprar algo, encontramos montones de cosas bonitas que nos gustaría adquirir. De manera similar, el sentido de la vista actúa en función de la dedicación y la concentración que se invierte. La intensidad con que lo intentemos influirá de manera directa en la información. Procura concentrarte, mantén el foco y serás capaz de experimentar los beneficios de los números.

RECARGA DE ENERGÍA | **DÍA 21**

2	6	2	7	7	9	’2
1	7	1	7	8	3	1
0	8	’1	7	4	9	8

RECARGA DE ENERGÍA | DÍA **22**

7	5	9	7	’2	6	0
6	6	8	7	1	’2	’1
3	7	6	7	9	6	6

RECARGA
DE ENERGÍA

DÍA

23

6	5	9	0	5	4	9
5	6	8	0	6	0	0
2	7	6	0	2	4	5

RECARGA DE ENERGÍA

DÍA **24**

8	2	2	1	6	4	4
7	3	1	1	7	0	5
4	4	’1	1	3	4	’2

RECARGA DE ENERGÍA | DÍA **25**

0	3	4	5	3	4	’1
9	4	3	5	4	0	’2
6	5	1	5	’2	4	7

2	’2	’2	9	1	5	7
1	1	’1	9	2	’1	8
0	2	9	9	0	5	3

RECARGA DE ENERGÍA | DÍA **27**

5 2 5 8 7 9 ’2

4 3 4 8 8 3 1

1 4 2 8 4 9 8

DÍA **28**

4 9 4 ’1 1 4 9

3 0 3 ’1 2 0 0

’2 ’1 1 ’1 0 4 5

RECARGA DE ENERGÍA | DÍA **29**

7 9 6 8 4 0 2

6 0 5 8 5 4 3

3 ’1 3 8 1 0 0

RECARGA DE ENERGÍA

DÍA **30**

2 5 7 6 8 6 ’1

1 6 6 6 9 ’2 ’2

0 7 4 6 5 6 7

DEPURACIÓN DE LA PIEL

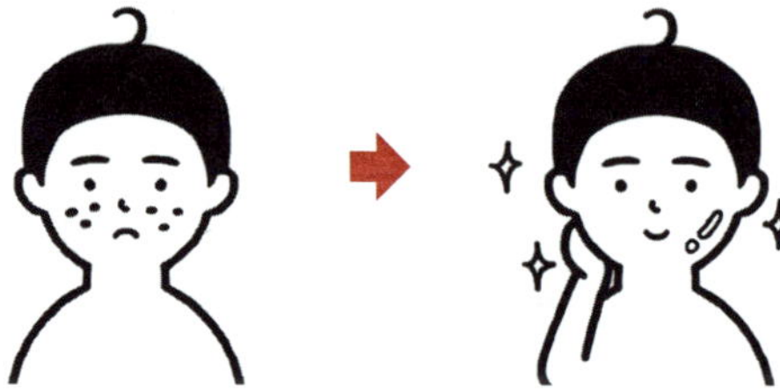

5
BELLEZA:
El código para un cutis radiante

뷰티,
깨끗한 피부와
화사한 안색을 주는 코드

Belleza y problemas de la piel

Una piel sana se renueva en ciclos de 28 días. La piel es la capa más externa del cuerpo humano, y dado que se daña con facilidad, tiende a perder flexibilidad, a tornarse más áspera o a presentar otros problemas cuando su capacidad de regenerarse se debilita. El código numérico para la piel potencia el ciclo de regeneración dérmica natural, y sin recurrir a productos químicos, potencia la renovación celular, ilumina el tono del cutis y le otorga a la piel un aspecto renovado.

Acupresión para multiplicar el efecto

Antes de empezar, vamos a estimular los tres puntos de presión indicados en la ilustración de la parte inferior.

Estimula tanto el lado izquierdo como el derecho.

Presiona con los dedos, con una banda magnética de acupresión o con un parche adhesivo.

También puedes usar celo.

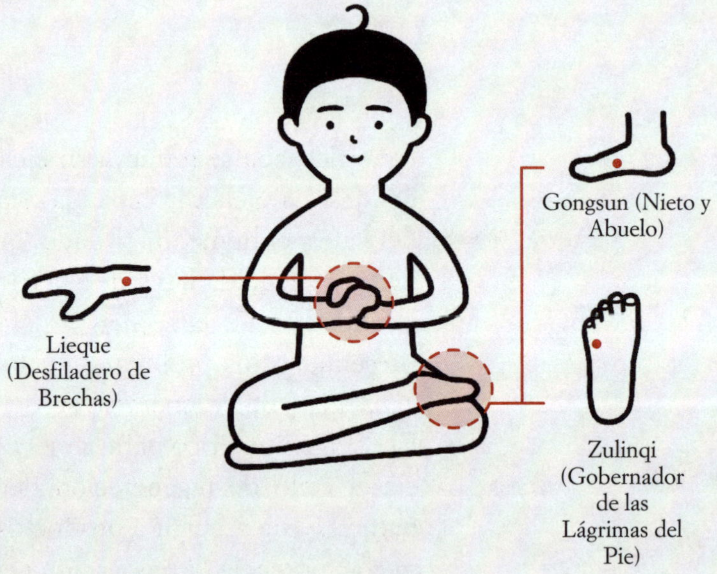

DÍA **01**

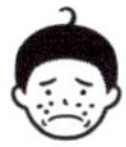

6	9	9	1	’2	’2	1
4	0	3	3	’1	9	’2
9	9	’2	4	9	5	8

02

'1 9 '1 0 3 '2 2

9 0 5 '2 2 9 1

2 9 2 1 '2 5 9

DEPURACIÓN DE LA PIEL

DÍA **03**

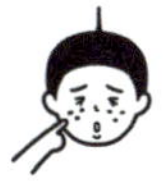

2 7 4 2 0 ’2 8

’2 8 0 4 9 9 7

5 7 7 5 7 5 3

DEPURACIÓN DE LA PIEL

DÍA **04**

9	1	3	4	3	4	5
7	2	9	6	2	1	4
’2	1	6	7	’2	9	’2

DÍA **05**

9	5	9	8	’1	7	2
7	6	3	0	0	4	1
’2	5	’2	’1	8	’2	9

DEPURACIÓN DE LA PIEL

DÍA **06**

’1	9	3	8	’2	’1	0
9	0	9	0	’1	8	9
2	9	6	’1	9	4	5

DEPURACIÓN DE LA PIEL

DÍA **07**

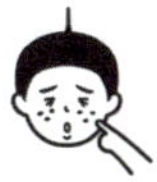

4	6	’2	6	9	3	6
2	7	6	8	8	’2	5
7	6	3	9	6	8	1

4 0 0 ’1 9 2 2

2 ’1 4 1 8 ’1 1

7 0 1 2 6 7 9

DEPURACIÓN
DE LA PIEL

DÍA

09

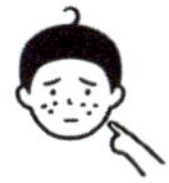

8	’2	0	4	6	0	1
6	1	4	6	5	7	’2
’1	’2	1	7	3	3	8

DÍA

10

’1 9 4 1 2 0 8

9 0 0 3 1 7 7

2 9 7 4 ’1 3 3

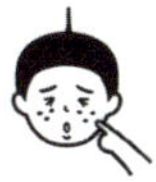

Quiero saber más

Preguntas frecuentes

¿Es necesario completar el ciclo de treinta días para empezar a experimentar los beneficios? ¿O cada persona nota distintos resultados en momentos diferentes?
Existen grandes diferencias en cuanto a la rapidez y la intensidad de los beneficios que experimenta cada persona. Algunos individuos no prestan atención a los beneficios externos o internos, o poseen poca sensibilidad para percibirlos, así que la capacidad de notar los beneficios de la lectura de números será en parte subjetiva. Eso no significa que las secuencias numéricas beneficien a unas personas sí y a otras no. Para ser socio de un centro de *fitness* hay que apuntarse un mínimo de treinta días. De manera parecida, atenerte a un ciclo de treinta días, por muy ocupado que estés, te ayudará a conseguir los cambios que buscas. Si consigues practicar la lectura de números durante un mes, los beneficios que experimentarás a partir de ese momento excederán cualquier resultado que hubieras imaginado al comienzo.

DEPURACIÓN DE LA PIEL | DÍA

11

9	8	’2	8	’1	3	9
7	9	6	0	0	’2	8
’2	8	3	’1	8	8	4

DEPURACIÓN DE LA PIEL

DÍA

12

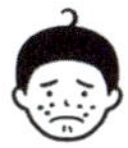

3	’2	0	5	’2	0	3
1	1	4	7	’1	7	2
6	’2	1	8	9	3	0

'1	9	8	0	9	2	1
9	0	2	'2	8	'1	'2
2	9	'1	1	6	7	8

0	5	9	0	’2	’1	1
8	6	3	’2	’1	8	’2
1	5	’2	1	9	4	8

DÍA

15

1	’1	4	0	3	1	4
’1	’2	0	’2	2	0	3
4	’1	7	1	’2	6	’1

DEPURACIÓN DE LA PIEL

DÍA

16

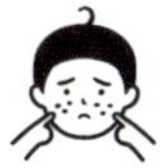

3	4	7	’2	3	5	7
1	5	1	2	2	2	6
6	4	0	3	’2	0	2

DEPURACIÓN DE LA PIEL

DÍA

17

’2	2	0	3	1	0	’1
0	3	4	5	’2	7	0
3	2	1	6	0	3	6

DÍA **18**

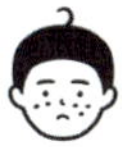

8	’1	4	5	1	2	6
6	’2	0	7	’2	’1	5
’1	’1	7	8	0	7	1

DEPURACIÓN DE LA PIEL

DÍA **19**

7 5 9 1 0 4 3

5 6 3 3 9 1 2

0 5 ’2 4 7 9 0

DEPURACIÓN DE LA PIEL

DÍA 20

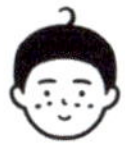

2 8 1 ’2 1 4 7

’2 9 7 2 ’2 1 6

5 8 4 3 0 9 2

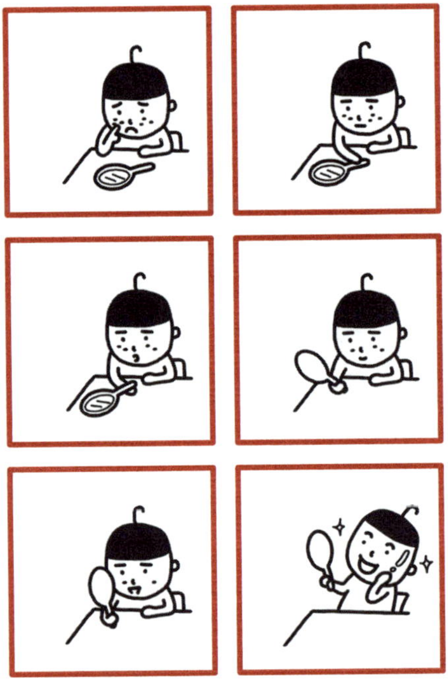

Quiero saber más

Preguntas frecuentes

Parece haber diversas enfermedades susceptibles de mejorar mediante secuencias numéricas. ¿Podría una serie de números influir positivamente en enfermedades como la artritis, la diabetes o la hipertensión?

Cuando no nos limitamos a la zona del cuerpo directamente afectada, descubrimos que todas las enfermedades aparecen cuando la energía eléctrica deja de discurrir por las rutas correctas, una situación que conlleva choques, fricciones e interferencias. La lectura de números según las secuencias propuestas restablece las rutas adecuadas para coordinar los flujos. También permite calcular las reacciones adversas y en qué medida reflejan degeneración y disfunción, al tiempo que proporcionan un coeficiente de sintonización para que el organismo pueda recuperar la distribución natural de los flujos. En consecuencia, la lectura de números posee la capacidad de abordar de manera segura y precisa una gran cantidad de enfermedades y problemas.

DÍA

21

8	6	9	8	1	9	9
6	7	3	0	’2	6	8
’1	6	’2	’1	0	2	4

DEPURACIÓN DE LA PIEL

DÍA **22**

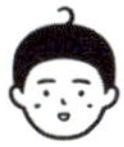

1 5 4 8 6 6 7

’1 6 0 0 5 3 6

4 5 7 ’1 3 ’1 2

DEPURACIÓN DE LA PIEL

DÍA

23

’2	5	4	’1	’1	4	6
0	6	0	1	0	1	5
3	5	7	2	8	9	1

DEPURACIÓN DE LA PIEL | **DÍA** **24**

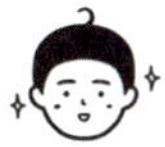

2 2 9 2 ’2 4 1

’2 3 3 4 ’1 1 ’2

5 2 ’2 5 9 9 8

DEPURACIÓN DE LA PIEL

DÍA

25

4	3	’1	6	9	4	8
2	4	5	8	8	1	7
7	3	2	9	6	9	3

DEPURACIÓN DE LA PIEL

DÍA **26**

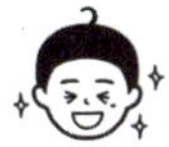

8 ’2 7 0 7 5 4

6 1 1 ’2 6 2 3

’1 ’2 0 1 4 0 ’1

DEPURACIÓN DE LA PIEL

DÍA

27

’1	2	’2	9	1	9	9
9	3	6	’1	’2	6	8
2	2	3	’2	0	2	4

DEPURACIÓN DE LA PIEL

DÍA

28

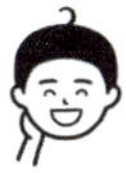

0	9	’1	’2	7	4	6
8	0	5	2	6	1	5
1	9	2	3	4	9	1

DEPURACIÓN DE LA PIEL

DÍA

29

1	9	1	9	0	0	’1
’1	0	7	’1	9	7	0
4	9	4	’2	7	3	6

DEPURACIÓN DE LA PIEL

DÍA **30**

8	5	2	7	2	6	8
6	6	8	9	1	3	7
1	5	5	0	1	1	3

PARTICIPANTES

1. Byongwon Park

Formación

- Graduado en Derecho, febrero de 1982. Escuela de Derecho de la Universidad Nacional de Kyungpook (Corea).

Experiencia laboral

- Fundador y director de KASAC (Korea Advanced Society Achievement Center), de 1995 a la actualidad.
- Fundador y director del ChaSeo (次序) Rules Institute, de 1998 a la actualidad.
- Fundador y director del ChaSeo (次序) Medical Institute, de 2003 a la actualidad.
- Fundador y director de la ChaSeo (次序) Connectome Corporation, de 2012 a la actualidad.
- Fundador y director de la Cafe BangHa (放下) Corporation, de 2011 a la actualidad.
- Fundador y director del BangHa (放下) Start-up Incubating Center, de 2012 a la actualidad.

Desarrollo

- Creador y titular de la patente Gyukpal-sangseng-yokchim (隔八相生易鍼), (Corea, Japón, China, UE), de 2004 a la actualidad.
- Creador y titular de la patente del sistema y método Mecanismo de Vitalización Fisiológica (Health on a Chip), de 2007 a la actualidad.

- Creador y titular de la patente del sistema y método Mecanismo de Activación Fisiológica (Estados Unidos), de 2012 a la actualidad.
- Creador y titular de la patente de la Math Music Service Platform, de 1998 a la actualidad.
- Creador y titular de la patente Impulso Vital (身形) ChaSeo (次序), de 1989 a la actualidad.
- Creador y titular de la patente Receta (方劑) ChaSeo (次序), de 1999 a la actualidad.
- Creador y titular de la patente Tintura (醪醴) ChaSeo (次序), de 2012 a la actualidad.

Obra

- Editor y autor del *Diario de la ciencia de la señalización*, Revista mensual *Signal Science, Monthly BangHa (放下)*, de 1998 a la actualidad.
- *La terapia de los números*, 2016, obra y conferencia.
- *Lecciones de* 大乘起神論, 1-7, 2012, obra y conferencia.
- *Socioconectoma (體系化)*, 1-3, 2011, obra y conferencia.
- *ChaSeo (次序): Algoritmo del sistema operativo humano*, 1-2, 2008, obra.
- *ChaSeo (次序): Mapa del cerebro humano*, 2008, obra.
- *Introducción a la ley natural (易學總論)*, 2005, obra y conferencia.
- *Historia de la nueva ciencia médica*, 2005, obra y conferencia.
- *El mundo de Donguibogam (東醫寶鑑)*, 2005, obra y conferencia.
- *Introducción a la medicina de la señalización condicionante* (醫易), 2004, obra y conferencia.

2. Younghoon Kim

Formación

- Doctorado en Sistemas Didácticos, agosto de 2005. Facultad de Educación de la Universidad Estatal de Pensilvania (Estados Unidos).
- Máster en Tecnología Educativa, febrero de 1995. Universidad de Hanyang (Corea).

- Graduado en Tecnología Educativa, febrero de 1993. Universidad de Hanyang (Corea).

Experiencia laboral
- Investigador del ChaSeo (次序) Rules Institute, de 2012 a la actualidad.
- Director del Korea Banking Institute, de 2008 a la actualidad.
- Investigador del Hyundai Research Institute, de 2005 a 2008.
- Ayudante de investigación en la Universidad Estatal de Pensilvania, de 2000 a 2005.
- Investigador del Instituto de Tecnología Educativa de la Universidad de Hanyang (Corea), de 1993 a 1997.

3. Sangyeob Lee (disponible para entrevistas en inglés)

Formación
- Estudios de Derecho, 2001. Facultad de Derecho de la Universidad de Corea.
- Graduado en Medicina Coreana, febrero de 2009. Universidad Dongshin (Corea).
- Máster en Antropología Médica, febrero de 2011. Facultad de Humanidades, Universidad Nacional de Seúl (Corea).

Experiencia laboral
- Investigador del ChaSeo Rules Institute, de 2009 a la actualidad.
- Director de la Consulta Clínica ChaSeo-Yokchim (次序易鍼), de 2011 a la actualidad.
- Director general de la Cafe BangHa (放下) Corporation, de 2011 a la actualidad.
- Administrador del BangHa (放下) Start-up Incubating Center, de 2012 a la actualidad.
- Columnista del periódico *Munhwa Daily*, de 2015 a la actualidad.

4. Choonghee Han

Formación

- Doctor en Medicina Preventiva, febrero de 2015. Facultad de Medicina Coreana, Universidad de Gachon (Corea).
- Máster en Medicina Preventiva, enero de 2013. Facultad de Medicina Coreana, Universidad de Gachon (Corea).
- Graduado en Medicina Coreana, febrero de 1999. Universidad de Gachon (Corea).

Experiencia laboral

- Investigador sénior del ChaSeo (次序) Rules Institute, de 2003 a la actualidad.
- Director de Consulta Clínica ChaSeo-Yokchim (次序易鍼), de 1999 a la actualidad.
- Director de la Cafe BangHa (放下) Corporation, de 2011 a la actualidad.
- Profesor de la Universidad Digital Wonkwang, de 2012 a la actualidad.
- Columnista del periódico *Munhwa Daily*, de 2004 a 2005.

5. Minwoo Kim

Formación

- Graduado en Ciencias Informáticas, febrero de 2011. KAIST (Korea Advanced Institute of Science & Technology).

Experiencia laboral

- Investigador del ChaSeo (次序) Rules Institute, de 2014 a la actualidad.
- Director de proyecto y creador de Game Server Devsisters, de 2014 a la actualidad.
- Investigador sénior de KT (Korea Telecom) NexR, de 2010 a 2014.
- Miembro fundador de la plataforma de análisis de *big data* NexR, de 2007 a 2010.
- Conferenciante principal de la KGC (Korea Games Conference), 2014.

ChaSeo Rules Institute (Cha次: orden, Seo序: secuencia)

Es un instituto de investigación surcoreano fundado por Park Byong-won. Forma parte del Centro Avanzado de Corea para el Progreso Social y es el primer Instituto RULES del mundo. Se trata de un centro de investigación y desarrollo que reúne a los mejores especialistas en derecho, humanidades, medicina coreana, ingeniería médica, educación, economía, finanzas, educación física, ingeniería electrónica e informática con el objeto de diseñar un marco para la teoría de la señalización a partir de la numerología de Asia oriental y la teoría musical.

El fundador, Park Byong-won, es también el jefe de edición de la *Revista mensual Signal Science, Monthly BangHa (放下)*, así como el ideólogo de la nueva disciplina de 차서학: 次序學, un ámbito emergente centrado en la salud y la estabilidad global. Ha desarrollado una nueva forma de acupuntura, 隔八相生易鍼, reconocida y patentada en distintas partes del mundo, incluidas la Unión Europea y China.

REFERENCIAS BIBLIOGRÁFICAS

En chino tradicional

Canon interno de Huangdi o Canon de Medicina Interna del Emperador Amarillo (黃帝內經).

Nanjing (難經).

Huainanzi (淮南子).

Lüshi Chunqiu (呂氏春秋).

Sanming Tonghui (三命通會).

HeluoLishu (河洛理數).

Huangjujingshishu (皇極經世書).

HongfanHuangj (洪範皇極).

LexueGuifan (樂學軌範).

Lulǚxinshu (律呂新書).

Weishisanshisong (唯識三十頌).

Cheng wei shi lun (成唯識論).

En inglés y coreano

Linda J. S. Allen, *An introduction to mathematical biology* (Pearson: Upper Saddle River, 2006).

Paul Chiusano y Rúnar Bjarnason, *Functional Programming in Scala* (Manning Publishers: Cherry Hill, 2014).

Choe Haeng-jin, *The Weber-Fechner Law for measuring the senses* (Jeonpa Science Publishers: Seúl, 2013).

Walter Dodds, *Laws, Theories, and Patterns in Ecology* (University of California Press: Berkeley, 2011).

Joshua Epstein, *Nonlinear dynamics, mathematical biology, and social science* (Westview Press: Boulder, 1997).

Dawn Field y Neil Davies, *Biocode: The New Age of Genomic* (Oxford University Press: Oxford, 2015).
Jeong Jae-myeong, *Vector and Matrix* (Seoul National University Publishers: Seúl, 1997).
Jo Gwang-hyeon, *System Biology* (Hongreung Science Publishers: Seúl, 2013).
John M. Henshaw, *A Tour of the Senses: How Your Brain Interprets the World* (John Hopkins University Press: Baltimore, 2012).
Kang Su-gyun, *Training the Senses* (Daegu University Press: Daegu, 2004).
Kim Hyang-suk *et al.*, *Vector Interpretive Geology and Mathematica* (Kyowoo: Seúl, 2000).
S. O. Kasap, *Principles of Electronic Materials and Devices* (McGraw-Hill Education: Nueva York, 2005).
Lee Jeong-ja, *The Mathematical Design of Animals and Plants* (Books Hill Publishers: Seúl, 2015).
Lee Sang-hee, *Understanding Signals and Systems* (Hongreung Science Publishers: Seúl, 2014).
Lee Jae-gyu, *Learning Algorithm 1, 2 through C* (Sehwa Publishing: Seúl, 2013).
Thalma Lobel, *Sensation: The New Science of Physical Intelligence* (Atria: Nueva York, 2014).
Neil A. MacMillan y C. Douglas Creelman, *Detection Theory: A User's Guide* (Lawrence Erlbaum Associates Publishers: Londres, 2005).
Min Man-sik, *Matrix Algebra* (Free Academy: Paju, 2013).
Lawrence D. Rosenblum, *See What I'm Saying: The Extraordinary Powers of Our Five Senses* (W. W. Norton: Nueva York, 2010).
Park Mun-ho, *The Brain, the Emergence of Thought* (Humanist: Seúl, 2008).
Park Gwang-hyeon, *Linear, non-linear circuitry and systems* (Pass Books: Seúl, 2009).
Sebastian Seung, *Connectome: How the Brain's Wiring Makes Us Who We Are* (Mariner Books: Nueva York, 2013). [Edición en castellano: *Conectoma. Cómo las conexiones neuronales determinan nuestra identidad* (RBA: Barcelona, 2012).]

Ian Stewart, *Mathematics of Life* (Basic Books: Nueva York, 2011).
Transnational College of LEX, *The Laws of Quantum Dynamics* (GBrain: Seúl, 2011).
Andreas Wagner, *Paradoxical Life: Meaning, Matter and the Power of Human Choice* (Yale University Press: New Haven, 2011).
James Welty, Charles E. Wicks, Gregory L. Rorrer y Robert E. Wilson, *Fundamentals of Momentum, Heat and Mass Transfer* (John Wiley & Sons: Hoboken, 2012).
Yamane Tsneo, *Biological Reaction Engineering* (Hongreung Science Publishers: Seúl, 2014).

En inglés

S. Okuyama, T. Kuki y H. Mushiake, «Representation of the Numerosity "zero" in the Parietal Cortex of the Monkey», *Scientific Reports*, volumen 5, mayo de 2015.
Margaret S. Livingstone, «Symbol addition by monkeys provides evidence for normalized quantity coding», *Proceedings of the National Academy of Sciences of the United States of America*.
«Sound waves delay tomato fruit ripening by negatively regulating ethylene biosynthesis and signaling genes», *Postharvest Biology and Technology*, volumen 110, diciembre de 2015.
Grazyna Fosar y Franz Bludorf, *Vernetzte Intelligenz*.
«A framework for Bayesian optimality of psychophysical laws», *Journal of Mathematical Psychology*, volumen 56, n.º 6, diciembre de 2012.
«A Brain Area for Visual Numerals», *The Journal of Neuroscience*, 17 de abril de 2013, 33(16): 6709-6715, doi: 10.1523/JNEUROSCI.4558-12.2013.
Scientific American Mind, enero de 2014.
«Representation of Number in the Brain », *The Annual Review of Neuroscience*,2009.32:185-208,doi:10.1146/annurev.neuro.051508.135550.

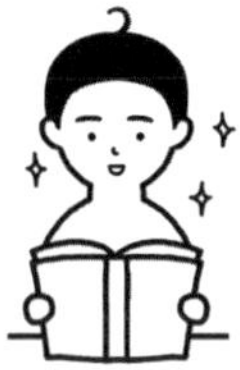

Este libro se terminó de imprimir en los talleres de Liberdúplex en febrero de 2024.

La terapia de los números ha sido posible gracias al trabajo de ChaSeo Rules Institute, así como de la traductora Victoria Simó Perales, la correctora Laura Vaqué, el diseñador José Ruiz-Zarco, el equipo de Realización Planeta, la directora editorial Marcela Serras, la editora ejecutiva Rocío Carmona, la editora Ana Marhuenda, y el equipo comercial, de comunicación y marketing de Diana.

En Diana hacemos libros que fomentan el autoconocimiento e inspiran a los lectores en su propósito de vida. Si esta lectura te ha gustado, te invitamos a que la recomiendes y que así, entre todos, contribuyamos a seguir expandiendo la conciencia.